AF462734

LES

COLORANTS DE LA HOUILLE

AU POINT DE VUE

TOXICOLOGIQUE ET HYGIÉNIQUE

PAR

M. le Dr P. CAZENEUVE

Professeur de chimie et toxicologie à la Faculté de médecine de Lyon.
MEMBRE CORRESPONDANT DE L'ACADÉMIE DE MÉDECINE ET DE LA SOCIÉTÉ DE BIOLOGIE.

AFFAIRE DE LA SUCCURSALE

DE LA B. ANILIN & SODA FABRIK

à Neuville-sur-Saône.

LYON
ASSOCIATION TYPOGRAPHIQUE
F. PLAN, RUE DE LA BARRE, 12

1887

LES COLORANTS DE LA HOUILLE

AU POINT DE VUE TOXICOLOGIQUE ET HYGIÉNIQUE

INTRODUCTION

Objet de ce Mémoire. — La vérité scientifique à défendre.

Le Parquet de Lyon poursuit une campagne active depuis deux ans contre les vins fabriqués et en particulier contre la coloration artificielle des vins.

Dès le début des poursuites, la question de la toxicité et de la nocuité des colorants employés s'est posée. La science était pauvre de renseignements. Tout au plus la fuchsine, comme on le verra dans notre historique, avait été expérimentée. La fuchsine sulfoconjuguée, les azoïques sulfoconjugués étaient inconnus dans leurs propriétés. *A priori* ils étaient regardés comme suspects, sans qu'aucune expérience ne vînt donner un poids à cette appréciation.

Devant les tribunaux de Lyon, quelques experts, plus préoccupés de servir les intérêts d'une hygiène sévère et exigeante que de rechercher la vérité scientifique, se sont prononcés d'abord pour la toxicité, puis pour la nocuité sans toxicité.

Il s'est établi à Lyon et ailleurs une jurisprudence basée sur ces données. C'est ainsi que les condamnations pour colorations artificielles des vins par les couleurs de la houille sont toutes accompagnées de considérants visant la nocuité de ces colorants.

Dans le cours des nombreux procès qui se sont déroulés devant le Tribunal correctionnel de Lyon, j'ai eu l'honneur d'être consulté plusieurs fois sur ces colorations artificielles et sur leur nocuité. A la suite d'expériences répétées, exécutées en collaboration avec mes savants collègues les docteurs Lépine et Arloing, expériences qui seront reproduites plus loin, nous avons reconnu que, si quelques colorants de la houille étaient nuisibles, tous ceux retrouvés généralement dans les vins sont tolérés à haute dose par l'homme et les animaux sans aucun accident.

De là les conclusions que nous avons apportées maintes fois devant les juges :

1° Des vins qui renferment quelques milligrammes de sulfoconjugué de la fuchsine ou de rouge Bordeaux par litre ne peuvent pas déterminer d'accidents.

2° Un vin coloré aussi bien avec le sulfoconjugué qu'avec les colorants végétaux (mauve noire, sureau, etc.) doit rentrer dans le cadre des falsifications nuisibles, mais seulement dans le sens exprimé par le rapporteur de la loi de 1851 :

« *Si le breuvage, disait-il, n'est pas malfaisant d'une manière actuelle et positive, il est nuisible d'une manière négative, en ce que le mélange dérobe à cette boisson une partie de l'effet réparateur que promettaient son nom et son prix.* »

On remarquera que cette appréciation ne vise pas spécialement la coloration artificielle, mais bien le vin fabriqué lui-même et tous les ingrédients ajoutés artificiellement et frauduleusement au vin.

Il est remarquable que ce soient les colorants

qui aient porté tout le poids de l'accusation, alors qu'ils n'ont aucune action fâcheuse sur l'économie, et que les experts aient négligé pour la plupart de faire ressortir l'action nuisible de l'alcool mal purifié ajouté au vin, de l'alun, des acides, du plâtre et de la glycérine en excès, substances chimiques qui peuvent avoir de réels inconvénients.

Aujourd'hui encore nous acceptons de venir défendre au nom de la science une importante maison de produits chimiques accusée d'avoir fourni des matières colorantes nuisibles, sachant qu'elles étaient destinées à des denrées alimentaires.

Ici la question se pose nettement.

Les colorants incriminés : *sulfoconjugué de la fuchsine, rouge solide, jaune solide, bleu Coupier* sont-ils toxiques? Sont-ils nuisibles à un degré quelconque aux doses auxquelles on peut les rencontrer dans les vins?

Il y a là une question de fait à trancher scientifiquement, en dépit de toutes les hypothèses acceptées avec tant de complaisance par l'honorable expert de l'accusation, hypothèses dont nous montrerons facilement le mal-fondé.

Nous nous défendons hautement de donner un appui même moral quelconque à la fraude.

Mais nous avons un devoir comme professeur de toxicologie à la Faculté de médecine de Lyon, ayant charge d'âmes en quelque sorte, c'est-à-dire charge d'instruire de nombreuses générations d'élèves, c'est de ne pas laisser s'accréditer des erreurs physiologiques et toxicologiques.

Tout en prenant la défense énergique des intérêts de l'hygiène, si souvent compromis aujourd'hui, on doit à la science, aussi bien qu'à la justice, toute la vérité et rien que la vérité.

Quand j'aurai fait la conviction dans l'esprit des juges sur l'innocuité de ces couleurs, ne suis-je pas conduit à admettre que la vente de ces matières doit être libre comme la vente du carmin, de la cochenille ammoniacale, de l'orseille, et qu'un fraudeur doit assumer toute la responsabilité de ses actes en achetant ces matières qu'on peut d'ailleurs trouver et acheter partout?

Si on rend responsables les fabricants de matière colorante, il faut rendre responsables tous les fabricants de produits chimiques, tous les droguistes qui vendent des raisins secs, de l'acide tartrique, du tannin, même les marchands de plâtre. On sait que le plâtrage des vins a été pratiqué dans des proportions telles que des accidents en sont résultés. Le fait est hors de doute.

Mais je laisserai à la défense le soin de développer ces considérations.

Dans un premier chapitre, nous faisons l'histoire des recherches toxicologiques sur les colorants de la houille effectuées antérieurement aux nôtres.

Dans un deuxième chapitre, nous reproduisons nos expériences exécutées avec la collaboration de mon collègue le professeur Lépine, correspondant de l'Institut.

Dans un troisième chapitre, nous relatons les expériences faites ultérieurement avec mon collègue le professeur Arloing, directeur de l'École vétérinaire à Lyon.

Nous reproduirons dans un quatrième chapitre les nouvelles expériences faites ces derniers mois avec les colorants incriminés, expériences qui confirment entièrement les faits antérieurs.

Nous traiterons dans un cinquième chapitre de l'état de la question en Allemagne, où les progrès scientifiques, où le souci de l'hygiène ont atteint un développement que nous serions injustes de méconnaître. Les grands savants allemands, les Hoffmann, les Virchow ont émis sur la question une opinion scientifique entièrement conforme à la nôtre. Et leurs décisions ont eu un tel poids dans les délibérations des comités d'hygiène que la loi allemande tolère aujourd'hui un grand nombre de ces couleurs de la houille pour colorer les denrées alimentaires ou les jouets d'enfants.

Nous montrerons d'ailleurs dans un sixième chapitre que la loi française a été calquée entièrement sur un rapport de l'illustre chimiste Wurtz. Nous verrons toutes les réserves apportées dans cette question par le rapporteur, qui laisse la porte ouverte aux découvertes à venir, et prépare, pour ainsi dire, des réformes légales, conséquences des progrès de la chimie et des décisions nouvelles de la physiologie.

Nous relaterons dans ce chapitre une consultation de MM. les professeurs Arloing et Lépine, de la Faculté de médecine de Lyon, une seconde consultation de M. le professeur Armand Gautier, de la Faculté de médecine de Paris, dont le nom est si souvent invoqué dans les questions de falsifications de vins, et enfin une troisième consultation de M. Riche, directeur de la Monnaie, professeur de chimie à l'École supérieure de pharmacie de Paris.

Le rapport de M. Ferrand, expert de l'accusation, sera l'objet d'une discussion spéciale dans un septième chapitre. Nous ne nous arrêterons qu'à la question de nocuité soulevée par l'honorable expert.

CHAPITRE I

Historique. — Expériences antérieures sur l'action des colorants de la houille.

L'hygiène se préoccupe à juste titre des matières colorantes employées pour colorer les denrées alimentaires, les boissons, les papiers peints et les jouets d'enfants.

Pendant de longues années, elle a prescrit spécialement l'emploi des matières colorantes végétales d'une part, et ensuite des poudres métalliques dans lesquelles n'entraient ni le cuivre, ni le plomb, ni le mercure.

Mais bientôt la découverte des matières colorantes artificielles, dérivées plus ou moins directement de la houille, sembla bouleverser l'art des colorations artificielles, après avoir révolutionné la teinture des étoffes.

C'est la fuchsine, la première découverte, qui est la première employée.

Le choix de ce colorant fut l'objet d'une réaction assez vive.

Préparée par l'oxydation, à l'aide de l'acide arsénieux, d'un mélange d'aniline et de toluidine, la fuchsine était souvent arsenicale. Les résidus de la fabrication, souvent impurs, étaient employés sans scrupule. Et bientôt la fraude même s'en empara pour colorer les vins.

Quelques procès en correctionnelle furent l'occasion de recherches sur la nocuité de ce colorant. Hygiénistes et toxicologistes se sont demandé si l'usage continu des vins ainsi colorés pouvait déterminer des troubles graves dans la santé. Des expériences furent instituées. MM. Clouet et Georges Bergeron firent prendre à des chiens jusqu'à 20 grammes de fuchsine par jour sans qu'ils parussent incommodés. En six jours, ils administrèrent à un chien 65 grammes, qui ne produisirent pas d'effets sensibles. Un homme en prit 3 gr. 5 en huit jours sans paraître en souffrir. De là les conclusions émises par ces auteurs :

« 1° La fuchsine, débarrassée de toute matière étrangère, bien purifiée, sans trace d'arsenic, estune substance inoffensive, même à forte dose.

2° Cette fuchsine, toujours à la condition qu'elle soit bien purifiée, est tout aussi inoffensive pour colorer les produits de consommation que pourraient l'être de la cochenille, de l'orseille et de l'indigo.

3° Au point de vue de l'hygiène publique, ce qu'il faudrait proscrire, c'est non pas l'emploi pour colorer les vins d'une matière bien préparée avec les produits purifiés, mais toute fabrication clandestine dans laquelle on se servirait de fuchsine impure et pouvant contenir de l'acide arsénique. Là est le danger, et sans aller aussi loin qu'Husmann et croire que plusieurs personnes pourraient être ainsi empoisonnées, nous pensons qu'il peut en résulter des accidents sérieux (1). »

Feltz et Ritter ont contredit ces expériences. Ils auraient déterminé de la diarrhée et de l'albuminurie en faisant prendre de la fuchsine à deux chiens plusieurs jours de suite. Ils auraient, en outre, constaté à la suite de cette absorption de la fuchsine une vive irritation de la gueule et du museau.

Nous ferons remarquer que ces expérimentateurs ont suivi un mode d'investigation qui prête à la critique. Tandis que MM. Clouet et Bergeron administrent la fuchsine avec les aliments aux animaux, MM. Feltz et Ritter (2) introduisent arti-

(1) G. Bergeron et Clouet, *Sur l'innocuité absolue des mélanges colorants à base de fuchsine pure.* (Annales d'hygiène et de médecine légale, 1876, t. XLVI, p. 183.)

(2) Feltz et Ritter, *Recherches expérimentales sur l'action de la fuchsine introduite dans l'estomac et dans le sang.*

ficiellement dans l'estomac une solution aqueuse de fuchsine. Ce mode d'ingestion ne peut-il pas déterminer la diarrhée, indépendamment de toute action spécifique de la fuchsine?

D'autre part, quelle fuchsine a été employée? A côté des impuretés arsenicales ou la présence d'une trace d'aniline et de toluidine, la fuchsine compte de nombreux isomères.

Avec quels corps exactement toutes ces expériences ont-elles été pratiquées?

On comprend la nécessité dans ces études de s'adresser à des substances bien définies.

Le Comité consultatif d'hygiène, appelé à se prononcer sur les propriétés toxiques de la fuchsine non arsenicale, à la suite de nombreuses saisies de vins fuchsinés et d'arrêts rendus par divers tribunaux, et en particulier à la suite de divergences qui s'étaient produites entre les experts concernant la toxicité de la fuchsine, chargea MM. Wurtz, Fauvel, Bussy, Proust et G. Bergeron de faire un rapport (1).

Ces savants déclarèrent nettement que, pour savoir si la fuchsine est inoffensive ou non et résoudre cette question d'une manière décisive, il fau-

(1) G. Bergeron, *Rapport sur les propriétés toxiques de la fuchsine non arsenicale.* (Recueil des travaux du Comité consultatif d'hygiène, 1878, t. VII, p. 321.)

drait avoir recours à l'expérimentation (pp. 324 et 325). Mais ils regrettent que le Comité consultatif d'hygiène ne puisse mettre à exécution ce projet, faute d'être outillé et organisé pour conduire à bien des expériences minutieuses, qui demandent à être répétées dans des conditions très variées.

La Commission, répondant au ministre, le renvoie au laboratoire du Collège de France ou à celui de la Faculté de médecine pour les études expérimentales. Elle s'en tient à des considérations d'ordre moral qui lui paraissent suffisantes, et, faisant acte de préservation, elle demande une garantie contre les pratiques de coloration dangereuses et même suspectes.

On le voit, les études physiologiques et expérimentales sur la fuchsine et les fuchsines laissent à désirer.

En Allemagne, depuis de longues années déjà, on paraît avoir fait un pas de plus dans la question.

Le Dr Sonnenkalb (1), puis les Drs Eulenberg et Kohl (2), à la suite de nombreuses expériences sur

(1) Sonnenkalb, *Anilin und Anilinfarben.* Leipzig, 1864.

(2) Annales d'hygiène et de médecine légale, 1865, t. XXIV.

l'action des couleurs d'aniline, ont conclu que ces couleurs n'étaient pas vénéneuses, que leurs impuretés seules étaient à redouter. Le Dr Sonnenkalb fait ressortir la puissance colorante extraordinaire de ces colorants, qui en limite forcément l'usage, un gramme de fuchsine pouvant colorer plusieurs kilogrammes de sucre.

L'interdiction absolue d'employer ces couleurs serait d'une exécution bien difficile, ajoute cet expérimentateur. Les avertissements seraient parfaitement inutiles. Aussi propose-t-il de prescrire aux industriels, sous une peine déterminée, de ne livrer pour la teinture des substances alimentaires que des couleurs entièrement privées de métal toxique. On exigerait sur les enveloppes contenant la couleur le nom du fabricant, et cette mention : *Garanti exempt de poison.*

Dans cette question toxicologique des matières colorantes, il semble que les préventions guident plus souvent l'opinion que l'expérimentation pure ; et cependant cette dernière doit être la seule règle en hygiène comme dans les sciences analogues.

On se rappelle les conclusions hâtives de Tardieu et Roussin sur l'action irritante de la coralline, qu'ils comparaient à celle du croton tiglium.

Landrin vint ensuite, avec un ensemble imposant d'expériences, prouver que la coralline est innocente par elle-même et que les accidents signalés par Tardieu et Roussin sont imputables à l'arsenic qui peut la souiller dans certains cas (1).

Au mois de juillet 1885, M. Poincaré, professeur d'hygiène à la Faculté de médecine de Nancy, a publié un travail d'ensemble sur les dangers de la fabrication et de l'emploi des couleurs d'aniline.

L'auteur semble s'être préoccupé surtout des dangers de leur fabrication. A côté des matières colorantes, il a, en effet, étudié beaucoup de matières dérivées plus ou moins immédiatement du goudron, qui ne sont pas des couleurs, telles que l'aniline, par exemple.

Il étudie ensuite quelques matières colorantes. Malheureusement ces matières sont souvent imparfaitement désignées. A côté du violet d'Hoffmann et la chrysoïdine, l'auteur parle de l'action du bleu, du jaune, de l'orangé et du vert. Tandis que les premières couleurs sont désignées d'une façon précise, les autres prêtent à confusion. Les bleus, les jaunes, les orangés, les verts sont innombrables.

Il est très important dans une étude physiologique de distinguer ces corps par leur véritable composition chimique, et même par leur consti-

(1) Tardieu et Roussin, *Mémoires sur la coralline.* (Annales d'hygiène, 1869, t. XXXI, 2e série, p. 257.) Dr Landrin, *Académie des sciences,* 28 juin 1869.

tution, étant donnés les cas fréquents d'isomérie (1).

M. Poincaré parle de la safranine et de son action, sans désigner davantage la safranine qu'il a employée.

Or, *safranines* est un nom générique qui désigne toute une série de corps homologues. Il faut absolument préciser et distinguer.

Les travaux de Claude Bernard sur l'action physiologique des alcaloïdes de l'opium ne conservent toute leur valeur que parce qu'ils ont porté sur des principes chimiques nets et définis.

Les contradictions les plus regrettables pour la science surgiront si on ne se conforme pas à cette règle impérieuse de n'opérer qu'avec des espèces chimiques nettement désignées et caractérisées.

Ces réflexions semblent encore justifiées par la découverte des azo-dérivés, si différents par leur constitution des autres couleurs de la houille et qui semblent, depuis cinq ans, pénétrer de plus en plus dans l'alimentation.

En 1882, M. Pabst signale l'apparition des azo-dérivés dans les vins (2). Depuis quelque temps

(1) Poincaré, *Recherches expérimentales sur les couleurs d'aniline, dangers de leur fabrication et de leur emploi.* (Annales d'hygiène, 1885, t. XIV, p. 21.)

(2) Pabst, *Recherches des dérivés azoïques dans les substances alimentaires.* (Annales d'hygiène et de médecine légale, 1882, t. VII, p. 62.)

déjà ces couleurs servaient à colorer les bonbons et les liqueurs.

D'une puissance colorante aussi grande que la fuchsine, ou à peu près, ils offraient l'avantage sur elle et sur d'autres colorants de ne jamais renfermer de corps métalliques, mercure, étain, arsenic. Généralement sulfoconjugués et combinés à la soude pour devenir solubles, ils ne renferment comme impureté qu'une trace de sulfate de soude, ou de sel marin ayant servi à la précipitation.

A priori, les composés azoïques pouvaient être regardés comme suspects.

De longue date, on savait que les dérivés nitrés sont toxiques. Les azoïques préparés avec les nitrites, renfermant de l'azote dans leur constitution sous une forme qui ne se rencontre pas dans la nature, pouvaient bien être des produits redoutables.

Avant que l'expérience ait tranché, les hygiénistes chez lesquels la prudence est le premier des devoirs, avaient rejeté de l'alimentation ces composés comme dangereux. Et personne ne les blâmera de cette sage réserve.

M. le professeur Armand Gautier, dans son *Traité de la sophistication des vins*, condamne avec énergie l'emploi des azo-dérivés (1).

(1) Armand Gautier, *La Sophistication des vins*, 1884, p. 221.

Et M. Wurtz, dans ses rapports de 1880 et 1881 au Comité consultatif d'hygiène, est aussi circonspect (1).

« Depuis quelque temps, dit-il (page 300, 1880), on a livré au commerce un certain nombre de matières colorantes dans la préparation desquelles entre l'acide nitreux. En agissant dans de certaines conditions sur l'aniline et sur d'autres bases organiques, cet acide donne naissance à des composés très intéressants, mais dangereux parce qu'ils sont à la fois détonants et vénéneux. On les nomme composés diazoïques. A l'aide de ces composés, on a préparé un grand nombre de matières colorantes qui peuvent cacher des propriétés toxiques ou au moins nuisibles, sous une belle apparence.

« En l'absence d'expériences établissant l'innocuité de ces substances, on peut craindre que quelques-unes ne soient dangereuses; en conséquence, nous estimons que leur emploi pour la coloration des aliments ou condiments doit être interdit jusqu'à nouvel ordre. »

Ces réflexions sont empreintes d'une grande réserve et d'une grande hésitation, comme il devait arriver lorsque l'expérience est encore muette sur

(1) Rapport de M. A. Wurtz (Recueil des travaux du Comité consultatif d'hygiène, 1880 et 1881.)

les propriétés physiologiques de ces composés tinctoriaux.

Depuis cette époque jusqu'en 1885, la question n'avait pas fait un pas.

Soit en France, soit à l'étranger, on n'a pas paru se préoccuper d'expérimenter ces couleurs azoïques. Aussi Lewen, *privat docent* à l'Université de Berlin, dans son *Traité de toxicologie* qui donne les dernières découvertes, ne s'occupe que de l'azobenzol et du diazobenzol, qui sont des corps nuisibles et même toxiques (1). Ces corps n'ont précisément pas d'intérêt comme matière colorante.

La dernière édition du *Traité de toxicologie* de Dragendorff, donne des renseignements absolument sommaires et écourtés sur cette importante question que le savant toxicologiste ne paraît pas avoir personnellement abordée.

En 1885 et 1886, la coloration des vins en particulier, par les dérivés azoïques, a pris un tel développement que la question de toxicité et de nocuité s'est posée devant l'hygiène et la chimie.

En collaboration avec mon collègue le professeur Lépine, de Lyon, nous avons entrepris à cette occasion il y a deux ans une étude d'ensemble sur les principaux de ces composés.

(1) *Zehrbuch der Toxicologie*, Wien und Leipzig, 1885.

Nous reproduisons ces expériences fondamentales dans le chapitre suivant, expériences essentiellement neuves à l'époque (1885). Elles montrent les préventions mal fondées à l'endroit de ces produits.

CHAPITRE II

Expériences de MM. Cazeneuve et Lépine.

I

Méthodes employées.

Dans ces recherches expérimentales, dont quelques-unes ont été publiées à l'Académie des sciences (1), nous avons eu recours principalement à la voie stomacale pour étudier l'action des colorants de la houille. Tantôt la substance était mise en poudre dans la bouche, tantôt elle était dissoute dans la soupe. Ce dernier mode nous a paru le plus physiologique.

Nous avons pratiqué parfois l'injection sous-cutanée chez le cochon d'Inde.

Nous avons fait également des injections intra-veineuses, non pas que nous soyons porté à tirer des conclusions absolues, au point de vue de l'hygiène des résultats obtenus, suivant ce mode opé-

(1) 1885 et 1886.

ratoire spécial. Il est en effet démontré que telle substance qui tue ou donne des accidents graves, injectée dans le torrent circulatoire, est au contraire parfaitement tolérée pour le tube digestif, soit que cette substance ne s'absorbe pas, soit qu'elle éprouve des modifications profondes sous l'action des sucs digestifs.

L'injection dans le torrent circulatoire a du moins cet avantage de permettre de classer les substances au point de vue de la toxicité, d'établir une échelle de nocuité en quelque sorte, qui permettra peut-être quelque rapprochement intéressant entre l'action physiologique et la constitution chimique du colorant.

Nous avons interrogé parfois les animaux inférieurs, poissons, grenouilles, à titre de curiosité. Nous ne prétendons pas en tirer des déductions pour l'homme, surtout lorsqu'il s'agit des intérêts graves de l'hygiène. Ces expériences permettent, dans certaines limites, d'établir la toxicité en comparaison avec des poisons connus.

Lorsque nos études chez les animaux nous ont permis de conclure à une grande tolérance pour l'organisme, nous avons fait des essais chez l'homme sain et l'homme malade.

Moi-même ai ingéré quelques-uns de ces colorants à des doses variant de 25 centigrammes à 50 centigrammes. Ces mêmes colorants ont été administrés à des malades albuminuriques, dans le service de clinique de mon collègue, le professeur Lépine.

On cherche encore des moyens thérapeutiques pour ces malades. En Allemagne on a préconisé la fuchsine, comme pouvant avoir sur les reins une action irritante substitutive heureuse. Je crois même que l'expérience a démontré que la fuchsine était peu efficace. Les autres colorants auraient-ils une action plus active? Un intérêt thérapeutique s'attachait donc à ces essais sur l'homme; nous étions convaincu d'ailleurs que ces colorants tolérés à hautes doses, sans aucun phénomène sur les animaux, ne devaient produire aucun accident chez l'homme.

II

Action du rouge soluble.

SULFOCONJUGUÉ DE LA ROCCELLINE

Ce composé est un corps nettement défini, correspondant à la formule :

$$C^{10}H^{6}\left\{\begin{matrix} SO^{3}Na \\ N = N \\ OH \\ SO^{3}Na \end{matrix}\right\}C^{10}H^{6}$$

Il se produit par l'enchaînement des réactions suivantes. On sulfoconjugue la naphtylamine; on fait ainsi l'acide naphthionique.

Ce dernier diazoïqué répond à la formule :

$$C^{10}H^{6} < \begin{matrix} SO^{3} \\ \diagdown \\ N{=}N \end{matrix}$$

On le combine au β naphtol. Enfin, on le sulfoconjugue et on le combine à la soude.

Nous insistons avec intention sur ces réactions pour bien préciser la nature du composé que nous avons examiné.

Les études toxicologiques n'auront de l'importance qu'autant qu'elles porteront sur des corps nettement définis et non sur des mélanges colorants fréquents dans le commerce et qui ont reçu des dénominations de convention.

Nous avons fait des expériences sur les animaux et recueilli des observations chez l'homme.

Première expérience. — Une chienne de chasse du poids de 21 kil. 500 a pris par la bouche, du 27 juillet au 28 août, 0 gr. 50 de rouge soluble, soit 0 gr. 0232 par kilogramme de son poids. Elle est soumise à une alimentation mixte, lait, viande et pain. Aucun phénomène n'a apparu, ni vomissement, ni diarrhée. Appétit conservé. Pas d'albumine dans les urines, selles normales, parfois légèrement verdâtres.

Pendant vingt jours, du 27 août au 16 septembre, la dose a été portée à 2 gr. 15, soit 0 gr. 10 par kilogramme de son poids. Aucun phénomène n'apparaît.

Pendant huit jours, du 16 au 24 septembre, la dose de rouge soluble a été de 4 gr. 3, soit 0 gr. 20 par kilogramme de son poids.

La dose est élevée ensuite à 5 grammes pendant dix jours, puis à la dose de 10 grammes pendant cinq jours, sans aucun phénomène (soit 0 gr. 50 par kilogramme).

Ajoutons que cette chienne, pendant ce traitement, allaitait un petit qui s'est parfaitement porté.

Deuxième expérience.— Un porc blanc du poids de 21 kil. 500 a pris avec sa nourriture pendant vingt jours 2 gr. 10 de rouge soluble, puis pendant huit jours 4 gr. 20, puis pendant dix jours 5 grammes, puis 10 grammes pendant ce même espace de temps, et enfin 20 grammes pendant deux jours. La nourriture fortement colorée en rouge ne rebute pas l'animal.

Aucun phénomène appréciable n'est constaté. L'appétit vorace est conservé. Ni vomissement, ni diarrhée ; selles normales, urines sans albumine et non colorées.

Le rouge soluble a été évidemment absorbé à la dose de 20 grammes, puisqu'on n'en a rencontré aucune trace dans les selles. Cette quantité correspond à près d'un gramme par kilogramme du poids de l'animal.

Troisième expérience. — On infuse à une chienne, race croisée, du poids de 8 kilogrammes, dans le bout central de la veine fémorale, 100 centimètres cubes d'eau salée (solution normale à 7 grammes pour 1000), température 38°, renfermant 1 gramme de rouge soluble, soit 0 gr. 125 par kilogramme du poids de l'animal.

Pas d'accélération du cœur ; seulement légère accélération de la respiration, comme lorsqu'on infuse simplement de l'eau salée. Coloration manifestement rouge des muqueuses, tenant à l'injection des capillaires par le colorant.

Cinq minutes après, nouvelle infusion semblable. Aucun phénomène n'est constaté, si ce n'est l'augmentation de la coloration des muqueuses. L'urine rendue une heure après est rouge foncé. Pas d'albumine. Le lendemain l'urine est encore très colorée; elle n'est pas albumineuse. Le surlendemain, la coloration diminue pour disparaître les jours suivants. L'état général de l'animal est excellent.

Quatrième expérience. — Chienne de 15 kilogrammes portant une canule dans les uretères. On lui infuse dans le bout central de la veine fémorale 250 centimètres cubes de solution salée normale à 38°, renfermant 5 grammes de rouge soluble. En moins d'une minute, l'urine qui coulait colorée normalement devient rouge foncé. Les téguments ainsi que les muqueuses sont vivement colorés. On ne constate aucun autre phénomème physiologique appréciable. L'urine n'a pas été examinée au point de vue de l'albumine, l'opération des uretères provoquant souvent l'albuminurie.

Cinquième expérience. — Cette expérience a été pratiquée sur les poissons, dont on connaît la sensibilité pour certains réactifs chimiques.

Deux petites dorades, sorties récemment de l'eau courante, ont été mises dans 12 litres d'eau ordinaire renfermant en solution 6 grammes de rouge soluble. La solution est changée tous les deux ou trois jours. Au bout de six jours la dose a été portée à 12 grammes.

Les dorades ont vécu un mois dans ce milieu sans paraître en être incommodées. Elles étaient nourries avec des fragments d'hosties qui s'imprègnent forcément de matière colorante avant l'ingestion. On remarquera les conditions défavorables de l'expérience, puisque la substance chimique ne peut être éliminée, et cependant la vie est possible dans ces conditions. Nous avons remarqué que les organes de ces poissons n'étaient pas teints par la matière colorante.

Expérience à longue échéance. — Chien de chasse barbillot blanc, du poids de 18 kil. 500, âgé de cinq à six ans environ, prend tous les jours dans sa soupe pendant quatre mois 1 gr. 85 de rouge de roccelline, soit 0 gr. 1 par kilogramme de son poids.

Chaque mois l'animal est pesé et ses urines sont examinées. Chaque jour l'animal est observé au point de vue des vomissements, de la diarrhée, de l'allure générale.

On n'a constaté aucune espèce de phénomène ni du côté du tube digestif, ni du côté des urines. L'appétit était absolument conservé.

L'animal pesé avant d'être sacrifié avait augmenté de poids : il pesait 20 kil. 900.

A l'autopsie on a constaté tous les organes normaux sans aucune espèce de coloration. Le rouge soluble est brûlé dans l'économie. Les urines sont incolores.

Il serait intéressant de connaître les produits de sa transformation. Nous poursuivons ces recherches.

Nous avons recueilli plusieurs observations chez l'homme.

Première observation. — J'ai ingéré pendant quinze jours de suite 1 gramme de rouge soluble dissous dans du vin. Aucune espèce de phénomène n'a été constaté. Le colorant a été absorbé et transformé.

Deuxième observation. — X..., âgé de vingt-cinq ans, atteint de néphrite albumineuse, a pris pendant six jours du rouge soluble, d'abord à la dose de 0 gr. 50 pendant trois jours, puis de 1 gramme pendant deux jours, puis de 2 grammes pendant un jour. Le dernier jour le malade s'est plaint d'un peu de colique sans diarrhée. On a cessé l'administration du produit. La quantité d'urine excrétée par jour n'a pas été modifiée (2 litres). La quantité d'albumine, 0 gr. 4 pour 100, n'a pas augmenté.

Nous regardons comme absolument accidentel et indépendant de l'administration du produit le phénomène constaté finalement par le malade. Les trois observations suivantes en sont la preuve :

Troisième, quatrième et cinquième observations. — Trois malades atteints de maladie de Bright, dont l'urine renfermait de 1 gramme à 5 grammes d'albumine par litre, ont pris pendant huit jours 1 gramme de rouge soluble. L'albuminurie n'a pas paru influencée. Aucun phénomène subjectif appréciable n'a été constaté.

Sixième observation. — Un homme de trente ans, atteint de sclérose en plaques, dont les organes urinaires sont sains, a pris un jour 4 grammes de rouge soluble, puis un autre jour 6 grammes, sans aucun effet physiologique.

Septième observation. — Un malade hypocondriaque a pris 6 grammes de ce colorant pendant plusieurs jours, sans aucun phénomène. Il prétendait même que ce traitement lui faisait beaucoup de bien. Il faut en conclure qu'il n'en a éprouvé du moins aucun inconvénient.

Comme dernières observations nous pourrions citer les ouvriers chargés de fabriquer ce produit dans les usines ; ils sont quotidiennement exposés à des poussières sans éprouver aucun phénomène.

Et cependant ils en ingèrent forcément, tous les jours, de petites doses dans les conditions suivantes :

Ce produit est soumis à la pulvérisation dans un cylindre rotateur renfermant des boulets de fonte qui brisent en roulant les particules de matière. De temps à autre la matière se masse. L'ouvrier passe la tête par un trou d'homme et détache avec un instrument la matière massée sur la paroi. Il respire de la poussière, il avale une salive entièrement rougie, et cela plusieurs fois par jour.

Dans l'usine de MM. Guinon Picard et Jays, à Saint-Fons (près de Lyon), j'ai vu ainsi un ouvrier, le nommé Joseph Prieur, âgé de quarante-deux ans, qui depuis six ans fait ce métier-là, sans en avoir éprouvé aucun dommage. Il n'a d'ailleurs fait aucune maladie d'aucune sorte pendant ce laps de temps, ce qui prouve que ses organes ne sont pas même devenus, de ce fait, susceptibles.

Nous concluons de l'ensemble de ces expériences et observations que le sulfoconjugué sodique de la roccelline est une substance absolument dénuée de propriétés toxiques.

III

Action du sulfoconjugué de la fuchsine.

Le produit que nous avons expérimenté est désigné encore sous le nom de fuchsine S, et sous la dénomination de *fuchsine acide*. Cette matière colorante brevetée et fabriquée par la *Badische* paraît être, quoique le procédé de fabrication soit tenu secret, du sulfate double de soude et de fuchsine sulfoconjuguée.

Le produit est donc différent des fuchsines ordinaires ou sels de rosaniline.

Nos analyses nous ont démontré que ce produit est absolument exempt de toutes traces d'arsenic. La fuchsine, produit d'origine, est fabriquée sans doute par le procédé de Coupier qui supprime l'emploi de l'acide arsénique. La sulfoconjugaison ultérieure supprime les impuretés dangereuses, en ne laissant qu'une trace de sulfate de soude. L'expérimentation physiologique a donné des résultats concluants.

Nous avons fait des expériences chez les animaux. Nous avons recueilli également des observations chez l'homme.

Première expérience. — Une chienne boule, du poids de 15 kilogrammes, a pris en poudre par la bouche 1 gramme de sulfo de fachsine pendant quinze jours, puis 2 grammes pendant cinq jours, puis 5 grammes pendant cinq jours, puis 10 grammes pendant cinq jours, sans aucun effet physiologique appréciable. Pas de diarrhée, pas de vomissements. Les urines sont restées constamment exemptes d'albumine. Elles étaient tantôt incolores, tantôt colorées en rose faible. Dans tous les cas l'addition d'un acide développe immédiatement la couleur fuchsine. Le sulfo de fuchsine ne paraît pas brûlé dans l'économie, mais simplement décomposé avec mise en liberté de la base qui réapparaît à l'état salin avec sa coloration propre, par addition d'acide. Ce fait est constant chez les animaux observés, chien, porc, et chez l'homme.

Cette chienne boule a été soumise à une alimentation mixte : lait, viande, soupe. Elle a pris souvent le colorant dissous dans du lait sans répugnance. L'appétit et l'allure gaie ont été absolument conservés.

Deuxième expérience. — Un griffon du poids de 7 kil. 350 a pris d'un seul coup, par la bouche, 10 grammes de sulfo de fuchsine en poudre, soit 1 gr. 32 par kilogramme de son poids. Aucun phénomène n'apparaît : pas de vomissements, pas de diarrhée, pas d'albumine dans les urines. Appétit et allure vive conservés. L'élimination du colorant dure quatre jours avec la modification signalée.

Troisième expérience. — Un porc blanc du poids de 25 kilogrammes a pris, pendant quinze jours, 5 grammes de sulfo de fuchsine, puis 10 grammes pendant quinze jours, puis 20 grammes pendant le même temps sans aucun phénomène. Le colorant était dissous dans la nourriture. Selles non colorées. Urines à peine rosées, souvent incolores, virant fortement au rouge par addition d'acide, comme chez le chien. Pas d'albumine. État général excellent.

Quatrième expérience. — Chien roquet de trois ans environ, du poids de 7 kil. 300, prend pendant quatre mois 0 gr. 70 de sulfo de fuchsine par jour. La matière colorante est dissoute dans la soupe. L'animal ne présente ni vomissements, ni diarrhée. Il conserve absolument son appétit, mange dès le premier jour cette soupe colorée sans hésitation. L'allure a toujours été très gaie et très vive. Le régime était la captivité dans une écurie convenablement chauffée, avec quelques sorties de temps en temps.

L'animal pesait deux mois après le commencement du régime 7 kil. 670, trois mois après 8 kil. 300, et quatre mois après, c'est-à-dire à l'époque où on a cessé l'expérience, 8 kil. 350.

Les urines étaient constamment incolores. L'addition d'acides les faisait virer au rouge, preuve que le sel de rosaniline sulfoconjuguée se dissocie dans l'économie avec mise en liberté de la rosaniline sulfoconjuguée incolore. L'addition d'acide reconstitue le sel coloré.

Cinquième expérience. — Cette expérience a

été faite pour se rendre compte de la durée de l'élimination après l'ingestion d'une forte dose. Une chienne griffon du poids de 7 kilogrammes a pris par la bouche 10 grammes de sulfoconjugué de fuchsine en poudre, d'un seul coup. Elle a bu ensuite du lait, puis mangé sa soupe. Ni diarrhée, ni vomissement. L'élimination par les urines, a duré quatre jours. Pas d'albumine dans les urines Aucun phénomène ne s'est révélé malgré cette dose énorme qui a dû s'absorber en grande partie, sinon en totalité, pour que l'élimination ait duré si longtemps. Les matières fécales renfermaient du colorant, indice que l'absorption n'avait pas été complète.

Un chien de cette taille n'aurait certainement pas supporté sans phénomènes pareille dose d'acide salicylique.

Sixième expérience. — Chienne de 12 kilogrammes. Injection dans la veine crurale de 6 grammes de sulfo de fuchsine dans 300 centimètres cubes d'eau salée à 7 pour 1000. En très peu de minutes, les muqueuses apparentes et la peau, partout où elle est fine, deviennent de couleur rose. Aucun symptôme notable, si ce n'est une très légère accélération de la respiration, comme après toute injection intra-veineuse. Pas d'accélération notable des battements du cœur.

L'urine, émise moins de dix minutes après la fin de l'injection, est de couleur rosée ; sa coloration s'accentue par les acides ; elle ne renferme pas trace d'albumine, non plus que les quatre jours suivants pendant lesquels l'urine a été colorée. L'animal s'est parfaitement rétabli.

Septième expérience. — Un poisson rouge du poids de 50 grammes a vécu plus de trois semaines dans 10 litres d'eau ordinaire renfermant 10 grammes de sulfo de fucchsine. L'eau n'a pas été changée pendant ce temps ; elle était simplement aérée chaque jour à l'aide d'un courant d'air produit par une trompe. L'animal n'a pas reçu de nourriture.

Observations chez l'homme : *Première observation.* — La fuchsine ayant été, comme on sait, vantée dans le traitement de la maladie de Bright, nous avons administré à un brightique 2 grammes de sulfo de fuchsine par jour pendant une semaine. Le résultat a paru nul, tant au point de vue de la diurèse que de la teneur de l'urine en albumine. Il n'y a pas eu de diarrhée ; l'urine était colorée comme chez les sujets sains.

Deuxième observation. — Un malade atteint de cirrhose du foie a pris 4 grammes du sulfo de fuchsine pendant plusieurs jours ; pas d'effet appréciable.

Troisième observation. — Un homme bien portant a pris la même dose pendant plusieurs jours ; pas d'effet appréciable.

IV

Action du rouge pourpre.

Le pourpre est produit par l'action du dérivé diazoïque de α naphtylamine monosulfo-conjugué sur le β naphtol α disulfoconjugué. Il répond à la formule :

$$\left.\begin{array}{r} C^{10}\overset{\alpha}{H^{6}}\,N = N \\ (OH)\,\beta \\ So^{3}\,H\,(So^{2}\,H)^{2} \end{array}\right\} C^{10}\,H^{4}.$$

Ce corps est voisin en définitive du rouge Bordeaux B. Il s'en différencie par une sulfoconjugaison de plus dans le groupe naphtylamine.

Première expérience. — Un chien de chasse du poids de 14 kilogrammes a pris 0 gr. 50 pendant quinze jours, 2 grammes pendant quinze jours, 4 grammes pendant dix jours, sans aucun phénomène. Urines incolores sans albumine. Allure et appétit conservés. Pas de diarrhée. L'animal sacrifié n'a présenté aucune particularité à l'autopsie.

Deuxième expérience. — Un chien d'arrêt du poids de 15 kil., 100 a pris pendant cinq mois, tous les jours, dissous dans sa soupe, 1 gr. 50 de rouge pourpre. Chaque mois il a été pesé ; on a constaté une augmentation progressive de poids. Quand il a été sacrifié il pesait 16 kil. 4.

Cet animal a toujours eu un excellent appétit et s'est toujours bien porté sans aucune espèce de phénomène ou accident.

A l'autopsie : Rien de particulier.

Troisième expérience. — On a injecté dans le torrent circulatoire d'un chien pesant 14 kil. 5 6 grammes de rouge pourpre en dissolution dans l'eau salée à 7 pour 1000 sans aucune espèce de phénomène. L'urine a été recueillie rouge non albumineuse.

Ce composé diazoïque n'est donc pas une substance toxique. L'organisme semble même avoir une tolérance spéciale pour ce corps.

Observation chez l'homme. — Un homme sain a pris 6 grammes par jour de pourpre pendant quinze jours sans aucune espèce de phénomènes. Les urines et les selles étaient incolores. Le produit est transformé.

V

Action du rouge Bordeaux B.

Le rouge Bordeaux B, qu'on appelle encore *violet I, cérasine, œnanthine*, répond à la formule :

$$\left.\begin{array}{r}\alpha\ C\ H^7\ N = N \\ OH\ \beta \\ (So^3\ H)^2\end{array}\right\}\ C^{10}\ H^4.$$

Il est le produit de l'action du composé diazoïque de la naphtylamine α sur le β naphtol α disulfoconjugué.

Première expérience. — Un chien boule du poids de 12 kilogrammes a pris 0 gr. 50 pendant quinze jours, puis 2 grammes pendant le même temps et enfin 4 grammes pendant quinze jours encore. Pas de vomissement, pas de diarrhée; aucun phénomène appréciable. Urines incolores, sans albumine.

Deuxième expérience. — Un chien de chasse du poids de 12 kil. 100, âgé de un an environ, a pris 1 gr. 20 de rouge Bordeaux par jour, soit 0 gr. 1 par kilogramme de son poids. Le régime a été continué pendant cinq mois. Le colorant était dissous dans la soupe. Urines constamment incolores et sans albumine. Pas de vomissement, pas de diarrhée.

L'animal a été sacrifié. Il pesait 13 kil. 450, c'est-à-dire avait augmenté de poids.

Troisième expérience. — L'injection dans le torrent circulatoire a montré que le rouge Bordeaux est moins inactif que le pourpre. Un chien de taille moyenne l'a supporté cependant à la dose de 4 grammes.

Observation chez l'homme. — Un homme sain a pris 1 gr. 50 par jour pendant dix jours de rouge de Bordeaux sans aucun phénomène.

Le rouge Bordeaux est une substance inoffensive. Il paraît cependant moins inerte que le pourpre.

VI

Action du ponceau R.

Le ponceau R est un composé dans lequel figurent les éléments de la xylidine.

Il répond à la formule :

$$C^8H^9N = NC^{10}H^4 \begin{cases} OH^B \\ (So^3H^2) \end{cases}$$

C'est le produit de l'action du composé diazoïque de la xylidine sur le naphtol β-disulfoconjugué.

Ce composé a été expérimenté sur un chien de taille moyenne.

Première expérience. — Un chien de taille moyenne a pris pendant quarante-cinq jours du ponceau R à la dose progressive de quinzaine en quinzaine de 0 gr. 50, 2 grammes, puis 4 grammes par jour. Nous n'avons constaté aucun phénomène. Pas de vomissement, pas de diarrhée. Le ponceau R était mis en poudre dans la bouche.

Cette expérience prouve que le ponceau R n'est pas un poison.

Deuxième expérience. — Ce colorant a été injecté dans le torrent circulatoire à la dose de 4 grammes chez un chien de 15 kilogrammes, sans aucun phénomène. Les muqueuses se teignent comme toujours et les reins éliminent rapidement le composé.

VII

Action de l'orangé I.

L'orangé I est produit par l'action du dérivé diazoïque de l'acide sulfanilique sur le naphtol α et répond à la formule :

$$\left.\begin{array}{r} So^3\,H\alpha \\ OH \\ C^6H^4N = N \end{array}\right\} C^{10}\,H^6$$

On l'appelle encore *Tropéoline 1.*

Première expérience. — Un chien a pris de l'orangé I dans les mêmes conditions que le chien au ponceau R, c'est-à-dire pendant quarante-cinq jours, avec des doses progressives de 0 gr. 50, de 2 grammes et de 4 grammes. On n'a constaté aucun phénomène appréciable.

L'orangé I n'est pas un poison.

Deuxième expérience. — Injecté dans le torrent circulatoire à la dose de 3 grammes chez un chien de 13 kilogrammes, il n'a déterminé aucun phénomène; à la dose de 6 grammes il a tué. Il est plus inerte que le rouge Bordeaux.

VIII

Action du jaune solide.

Le jaune solide que nous avons expérimenté est le sulfoconjugué sodique de l'amidoazoorthotoluol.

Première expérience. — Un chien bouledogue, de 12 kilogrammes, reçoit dans la gueule, à l'état de poudre, 0 gr. 5 pendant quinze jours, puis 2 grammes pendant quinze jours, enfin 4 grammes pendant dix jours. On ne note aucun symptôme particulier. On lui donne alors 10 grammes par jour.

Rien d'anormal.

Observation chez l'homme. — Chez deux sujets atteints d'affections chroniques, le jaune « solide », administré en cachets à la dose de

2 à 4 grammes par jour, a paru causer des coliques, sans diarrhée.

Deuxième expérience. — Ce jaune, plus soluble que le jaune NS, infusé dans le torrent circulatoire à la dose de 0 gr. 5 par kilogramme, n'a donné aucun phénomène toxique.

Ce corps-là, qui est très employé pour les vins, mélangé à du rouge et à du bleu dans la proportion qui varie de 6 à 10 0|0 du mélange total, n'est heureusement pas une matière vénéneuse.

IX

Action de l'Induline, du bleu Coupier, du vert acide.

Nous avons réuni l'étude de ces trois colorants qui ont été expérimentés dans des conditions suffisantes pour apprécier leur nature inoffensive. Ces colorants n'ont pas encore été signalés dans les vins. Ils sont du moins employés pour colorer les denrées alimentaires.

L'induline est produite par l'action de l'amidoazobenzol sur l'aniline.

Le produit commercial est le monosulfoconjugué sodique.

Le bleu Coupier est encore le sel de soude d'un acide sulfoconjugué dérivé de la violaniline, laquelle violaniline provient de l'oxydation de trois molécules d'aniline qui se soudent après avoir perdu six atomes d'hydrogène.

Le vert acide est le monosulfoconjugué sodique du tétraméthyldipara amidotriphénylcarbinol.

Ces corps ont été administrés chacun à un chien différent, pendant quarante-cinq jours, à la dose progressive, de quinzaine en quinzaine, de 0,50, 2 grammes et 4 grammes.

Les trois chiens n'ont éprouvé aucune espèce de phénomène. La poudre était dissoute dans la soude pour le bleu Coupier.

Pour l'induline et le vert acide la poudre a été versée dans la gueule.

L'appétit, l'allure gaie et vive ont été conservés. Pas d'albumine dans les urines, pas de diarrhée, pas de vomissements, pas d'amaigrissement.

Ces substances ne sont évidemment pas des poisons.

CHAPITRE III

Expériences de MM. Arloing et Cazeneuve.

Les grandes lignes de l'histoire toxcicologique des principaux colorants de la houille et les particularités des principaux colorants azoïques, ainsi établies, il nous a paru important de faire un pas de plus et d'épuiser tous les côtés de l'investigation physiologique, non pas sur tous les colorants, ce qui demanderait un travail énorme, mais sur deux types principaux.

M. le Dr Lépine s'adonnant à d'autres recherches, j'ai prié M. le Dr Arloing d'étudier avec moi ce côté approfondi de la question en mettant à profit l'admirable outillage physiologique de l'Ecole vétérinaire de Lyon.

Nous avons expérimenté un produit commercial composé pour les 2/3 de rouge soluble, qui est le sulfoconjugué sodique de la roccelline, et pour 1/3 de rouge solide (rouge B), produit de l'action du composé diazoïque de la naphtylamine α sur le β naphtol α disulfoconjugué. Ce colorant donnait également à l'analyse une petite quantité d'indigo et de sulfate de soude.

Etant donnés les cas d'isomérie nombreux parmi ces azo-dérivés, nous croyons devoir donner les formules de ces deux colorants, afin de bien préciser la nature des corps expérimentés.

Le rouge soluble de roccelline est le corps répondant à la formule :

$$C^{10}H^{6}\left\{\begin{matrix} SO^{3}Na \\ N = N \\ OH \\ SO^{3}Na \end{matrix}\right\}C^{10}H^{6}$$

et le rouge B ou rouge Bordeaux a pour formule :

$$\left.\begin{matrix} \alpha C^{10}H^{7}N = N \\ OH\beta \\ (SO^{3}Na)^{2} \end{matrix}\right\} C^{10}H^{4}$$

Nous avons opéré sur le mélange de ces deux corps pour prendre sur le vif, en quelque sorte, un produit qui se débite par plusieurs milliers de kilogrammes par an, surtout en Espagne et en Amérique, — nous en avons les preuves authentiques.

Nous avons étudié ce mélange au point de vue de l'intoxication aiguë et de l'intoxication chronique.

Dans l'intoxication aiguë, nous avons suivi l'action sur la circulation, sur la respiration, sur la pression sanguine ; nous avons poursuivi les effets sur les combustions intimes dans les tissus, soit en dosant les gaz du sang après injection dans le torrent circulatoire, soit en dosant l'urée excrétée sous l'influence de l'administration du produit par les voies digestives.

Comme ce colorant est employé également pour colorer les vins, il pouvait être intéressant de rechercher si le sulfate de potasse, qui figure journellement dans les vins plâtrés à des doses qui dépassent parfois deux grammes par litre, est plus ou moins toxique que ledit colorant, qui ne peut jamais figurer, en raison de sa puissance colorante, qu'à la dose de quelques centigrammes.

Enfin, dans notre étude sur l'intoxication chronique, nous avons administré le colorant par les voies digestives dans les conditions les plus normales possibles, c'est-à-dire avec l'alimentation, à un porc et à des chiens pendant de longs mois, et cela à des doses élevées, qui dépassent de beaucoup les doses journalières qui pourraient être ingérées par l'homme.

I

Recherches sur l'intoxication aiguë.

A. — INTOXICATION PAR L'INTRODUCTION DE DOSES MASSIVES DE COLORANT DANS LE TORRENT CIRCULATOIRE.

Nous avons tout d'abord cherché à quelles doses ce colorant pouvait déterminer la mort, injecté dans le torrent circulatoire. Il était à prévoir qu'en déterminant l'accumulation de la matière colorante dans le milieu intérieur de l'organisme, de manière à rendre inefficace le travail éliminatoire des glandes, on finirait par placer les éléments anatomiques dans l'impossibilité de vivre. Le point intéressant était de connaître à quelles doses de colorant on obtiendrait ce résultat.

Il fallait, au préalable, déterminer le titre et la composition de la solution le plus convenable pour obtenir simplement les effets cherchés.

Après quelques essais, on s'est arrêté à la solution suivante :

Matière colorante . . . . . 1 gramme.
Eau salée. . . . . 25 grammes.

L'eau salée était préparée avec :

Sel marin . . . . 7 grammes.
Eau. . . . . 1,000 grammes.

L'eau salée a été choisie comme véhicule, afin que l'injection intra-vasculaire n'exerçât aucune action fâcheuse sur les globules rouges du sang.

Quant au titre 1/25, il convient fort bien pour mettre le colorant en dissolution et pour donner à l'expérience une grande simplicité d'exécution.

1re *expérience.* — Chienne âgée de 12 ans ; poids, 22 kilog.

L'animal est fixé sur la table à vivisection ; on découvre la veine jugulaire ; on lie ce vaisseau dans son milieu et on fixe une canule à demeure sur le bout central.

On commence par pousser lentement dans le système circulatoire 25 centimètres cubes de solution, autrement dit 1 gramme de colorant. Au bout de 10 minutes, on injecte encore 25 cent. cubes, et ainsi de suite, jusqu'à la 7e injection.

Ce sujet a donc reçu 175 cent. cubes de solution, soit 7 grammes de matière colorante dans le sang, en une heure dix minutes.

Les cinq premières injections n'ont pas produit

de troubles très appréciables, au moins à un examen superficiel. Entre la cinquième et la sixième injection, la muqueuse buccale et la conjonctive se montrèrent colorées en rose; la peau de toute la face inférieure du corps et de la face interne des cuisses offrit une teinte analogue; l'animal émit une certaine quantité d'urine rouge brunâtre; les pupilles se dilatèrent, l'œil devint saillant et comme insensible; une salive spumeuse s'écoula de la bouche, la respiration prit de l'ampleur et une grande régularité.

Ces symptômes persistant, sans aggravation ni diminution, longtemps après l'administration de la 7e dose, on se décida à sacrifier l'animal.

L'*autopsie* fut immédiatement pratiquée.

La matière colorante a imprégné fortement tout le tissu conjonctif et ses dérivés, les tissus fibreux. Ainsi le tissu conjonctif lâche sous-cutané et intermusculaire, les valvules du cœur, les parois des artères présentent une couleur uniformément rosée. Toutes les muqueuses internes offrent la même teinte. Parmi les parenchymes, le tissu du poumon est celui qui a retenu le moins de matière colorante; mais les reins et le foie sont particulièrement injectés, les glandes salivaires sont légèrement teintées. La vésicule biliaire est distendue par une bile rougeâtre qui, après dessiccation, ressemble à une laque carminée très foncée. Le cerveau se présente avec une coloration presque normale.

Il est digne de remarque qu'il s'agit là d'une diffusion de la matière colorante dans plusieurs tissus. Elle n'a pas été fixée par les éléments anatomiques. Des préparations histologiques faites extemporanément, sans réactif, avec les tissus les plus vivement teintés, n'offraient, au microscope, aucun élément coloré. De plus, placés dans l'alcool ordinaire, tous ces tissus ont cédé rapidement leur matière colorante.

Nous devons avouer que le résultat de cette expérience nous a beaucoup étonnés, par la résistance de l'animal à la dose énorme de colorant qui a été introduite brusquement, peut-on dire, dans son système circulatoire. Cette chienne a reçu 0 gr. 30 de colorant par kilogramme de poids vif.

Puisque nous cherchions à produire l'empoisonnement, c'était une indication d'augmenter cette dose pour atteindre notre but. C'est ce que nous avons fait dans l'expérience suivante.

2e *expérience.* — Petit chien pesant 6 kilog.

Cet animal est préparé de la même manière que le précédent. On injecte dans ses vaisseaux la solution que l'on avait employée sur l'autre sujet. Seulement, chaque injection se compose de 50 cent. cubes de solution contenant 2 grammes de colorant ; de plus, les injections sont poussées de 8 en 8 minutes.

On observe sur ce sujet les symptômes que nous avons déjà décrits. Après la troisième injection, la peau de la face inférieure du corps prend une teinte rosée; il va sans dire que les muqueuses apparentes présentent la même coloration. Une salivation abondante s'établit dès ce moment; la salive est d'abord incolore, mais après l'injection de 14 grammes de matière colorante, la salive devient rose et teint très légèrement un morceau de papier à filtre. La peau et surtout les muqueuses finissent par acquérir une couleur lie de vin.

On se proposait d'injecter la matière colorante jusqu'à la mort de ce chien. Mais on a épuisé cette solution avant d'avoir obtenu ce résultat.

L'animal a reçu dans ses veines 450 cent. cubes d'eau tenant en dissolution 18 grammes de colorant; malgré cette dose excessive, il n'est pas mort au cours de l'expérience. Il a fallu le détacher et le descendre de la table à vivisection. Il reste couché, sans force, dans un coin du laboratoire; il aboie faiblement de temps en temps, il rejette à deux ou trois reprises une urine très foncée et des matières semi-fluides renfermant de la matière colorante; sa température centrale s'abaisse peu à peu; enfin, lorsqu'elle arrive à 27°, l'animal succombe. Il s'est écoulé 3 heures 1/2 depuis la dernière injection.

Ces deux expériences démontrent que l'on peut

déterminer l'intoxication aiguë du chien à l'aide de la matière colorante que nous étudions. Mais, pour produire cet accident, il faut assurer l'accumulation de cette substance dans le sang en quantité véritablement énorme. En effet, le deuxième chien, dont la vie a été réellement compromise par les injections qu'il a supportées, a reçu précipitamment 3 grammes de colorant pour un kilogramme de poids vif.

B. — Effets des injections intra-veineuses de colorant sur le cœur et la circulation, et sur la respiration.

Les effets de la matière colorante sur l'organisme méritent d'être analysés minutieusement, depuis le moment où ils commencent à se manifester jusqu'à ce qu'ils compromettent l'existence. Nous avons donc recueilli, à l'aide de la méthode graphique, les moindres modifications imprimées à la circulation et à la respiration pendant toute la durée de quelques expériences. La continuité dans l'inscription permet d'affirmer qu'aucun effet important ne nous a échappé.

Pour recueillir ces modifications et surtout pour les rapporter avec assurance aux doses qui les ont produites, il faut nécessairement introduire la matière colorante dans le sang.

Grâce à cette méthode, on n'a pas à compter avec l'irrégularité de l'absorption intestinale. De plus, on arrive aux hautes doses en très peu de temps, ce qui serait impossible si l'on administrait par la voie digestive.

1° *Effets sur le cœur.* — Les injections intraveineuses de la matière colorante agissent à la façon d'un sédatif du cœur, jusqu'au moment où elles sont menaçantes pour la vie.

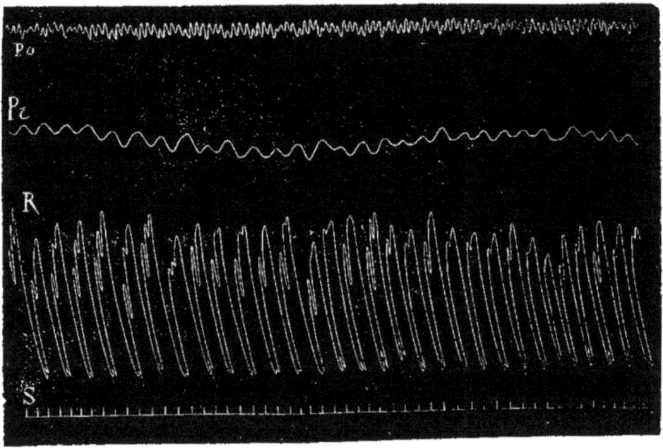

Fig. 1. — Chien. Graphiques de la respiration, de la pression artérielle et du pouls, avant l'administration du colorant. S, ligne d'abscisse et secondes elle été relevé de 0m01) ; R, respiration à mercure ; Pr, pression artérielle ; Po, pouls enregistré à l'aide de sphygmoscope.

Ainsi, sur un petit chien du poids de 6 kil., avant une première injection de 2 grammes, le cœur battait 132 fois par minute après l'introduction de 4 grammes de colorant dans 100 grammes d'eau salée à 7 pour 1,000, le nombre des battements s'élevait à 138 ; mais cette accélération était absolument passagère. En effet, au moment où l'on pratiquait la 3e injection, c'est-à-dire lorsqu'on portait la dose à 6 grammes, le cœur ne battait plus que 120 fois par minute.

L'animal a reçu successivement de 8 en 8 minutes, 8, 10, 12, 14, 16 et 18 grammes de colorant ; le nombre des révolutions cardiaques tombait, pendant la durée de ces injections, à 102, 90, 81 et 78 par minute (fig. 1, 2, 3, 4, 5, 6).

Quant à la force des systoles, elle subit une dimination lente, mais graduelle, du commencement à la fin des injections, comme on peut s'en convaincre par l'examen des tracés sphygmoscopiques. Mais l'affaiblissement n'apparaît qu'à partir du moment où la dose de colorant introduit dans le sang s'élève à 6 ou 8 grammes (fig. 2, 3, 4, 5 et 6).

Sur le sujet dont il est question ici, le cœur présenta des troubles extrêmement marqués à la suite de l'injection de 18 grammes de colorant. Ils consistaient en des modifications brusques et inverses du rythme. Ainsi, partant de 78 battements par minute, on en comptait tout à coup 99, puis 75, puis 88. Enfin, trois heures avant la mort, le cœur se contractait 120 à 117 fois par minute. La force des battements, dans cette dernière période, était extrêmement faible; les systoles étaient presque insensibles (fig. 6).

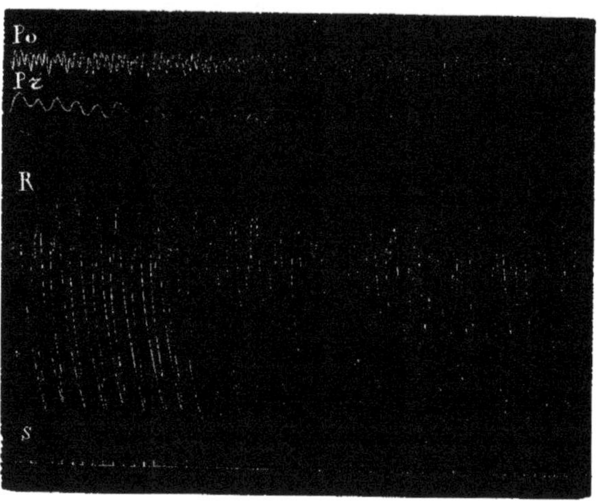

Fig. 2. — Chien. Graphiques de la respiration, de la pression artérielle et du pouls, après l'injection de 6 grammes de matière colorante dans les veines. S, R, Pr, Po, même signification que dans la fig. 1.

2° *Effets sur la pression artérielle.* — Sous l'influence des premières injections, la tension augmente dans les artères. Nous l'avons vue passer de 0m,098 de mercure à 0m,114 et 0m,120. Ce chiffre a été le plus élevé; il coïncide avec l'injection de 6 grammes de colorant dissous dans 150 grammes d'eau salée (fig. 2). A partir de ce moment, la pression diminue continuellement après chaque injection : elle revient à $0^m,098$ quand on a injecté 8 grammes; puis elle descend de $0^m,094$, $0^m,090$, $0^m,080$, $0^m,076$ pendant que l'on injecte 8, 10, 12, 16 et 18 grammes de matière colorante (fig. 3, 4, 5, 6).

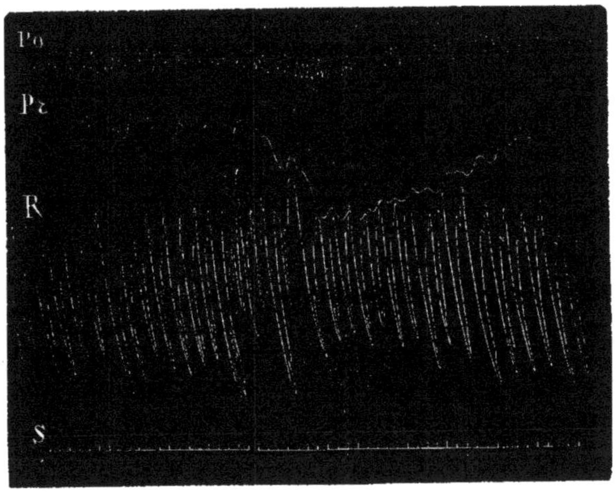

Fig. 3. — Graphiques de la respiration, de la pression artérielle et du pouls, après l'injection de 8 grammes de colorant dans la jugulaire. S, R, Pr, Po, même signification que dans les figures précédentes.

Nous n'avons pù injecter plus de 18 grammes de colorant sur ce petit animal, faute d'avoir préparé une dose suffisante de solution. Néanmoins, comme on l'a vu plus haut, cette dose a suffi pour causer la mort au bout de trois heures et demie. Or, depuis la dernière injection jusqu'au dénoûment, la pression artérielle a baissé sans se relever un seul instant; lorsqu'on a cessé de recueillir le tracé de la tension, celle-ci ne mesurait que 20 millimètres de mercure (fig. 6).

L'étude du graphique de la pression artérielle donne lieu à deux remarques intéressantes :

1° La pression descend de $0^m,098$ de mercure à $0^m,076$ pendant que l'on introduit dans le système circulatoire 9 doses de colorant dissous chacune dans 50 cent. cubes d'eau salée, ce qui représente 450 cent. cubes d'eau. Sur un chien du poids de 6 kil. cette quantité est considérable. Or, malgré ces injections qui devraient augmenter la masse du sang et déterminer une élévation de la tension, celle-ci baisse graduellement. Nous devons en conclure que la matière colorante provoque la dilatation des vaisseaux capillaires. L'action vaso-dilatatrice précède le moment où les téguments prennent une coloration rose.

2° Mais on constate que la vaso-dilatation ne s'établit pas avec une gradation insensible. On commence par remarquer des chutes brusques de tension, d'une durée de 20 à 30 secondes, suivies immédiatement d'un retour à l'état primitif (fig. 3, 4, tracé Pr). Ainsi, pendant l'injection de la 5e dose, la pression descend rapidement de $0^m,094$ à $0^m,058$; elle se relève à $0^m,088$ pendant l'injection de la 6e dose, elle passe de $0^m,090$ à 0,084 pour remonter à $0^m,088$; à la suite de la 7e injection, la pression n'est plus que de $0^m,056$; elle remonte à $0^m,080$, etc. Enfin, à la suite de la 9e injection, le manomètre enregistreur n'indique plus que $0^m,064$ de pression, et à partir de ce moment, il descend régulièrement jusqu'à $0^m,020$ (fig. 4, 5 et 6).

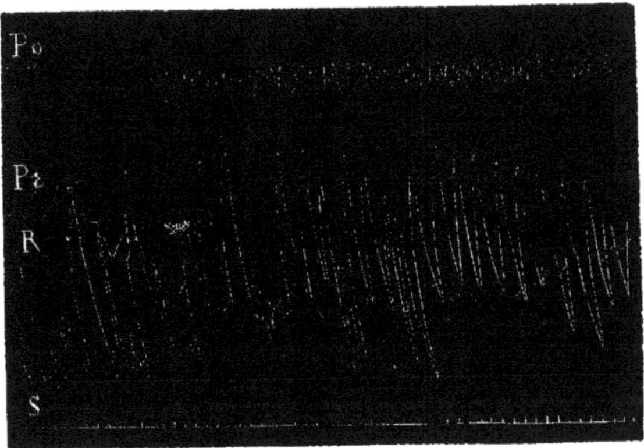

Fig. 4. — Chien. Graphiques de la respiration, de la pression artérielle et du pouls, après l'injection de 16 grammes de colorant dans la jugulaire. S, R, Pr, Po, même signification que dans les figures précédentes.

On ne peut attribuer ces phénomènes à une influence respiratoire, car ils coïncident avec une série de phases respiratoires maxima.

En résumé, l'action vaso-dilatatrice exercée par la matière colorante que nous étudions apparaît à la suite de l'injection d'une dose que l'on peut évaluer à 50 centigrammes par kilogramme de poids vif. Elle est précédée d'une sorte d'ataxie vaso-motrice, semblable à celle que l'on observe

Fig. 5. — Chien. Graphiques de la respiration, de la pression artérielle et du pouls, après l'injection de 18 grammes de colorant dans la jugulaire.

S, R, Pr, Po, même signification que dans les figures précédentes.

dans beaucoup d'autres cas, caractérisée par de brusques alternatives de vaso-dilatation et de vaso-constriction.

3° *Effets sur la respiration.* — Au début de toute expérience précédée d'une vivisection, la respiration s'accélère toujours beaucoup. Il est donc bon d'attendre un certain temps, après la fin des opérations douloureuses, pour étudier les modifications de cette fonction.

Nous examinerons l'influence exercée par les injections intra-veineuses de matière colorante sur le nombre, l'amplitude et la forme des mouvements respiratoires.

1° Sur le chien qui est pris ici pour exemple, le nombre des respirations a augmenté rapidement pendant l'administration des 6 premiers grammes de colorant; il a passé de 18 à 42 par minute. Mais, à partir de ce moment, le nombre a diminué lentement, de sorte que, quelques minutes après l'administration des 18 grammes de matière colorante, on ne comptait plus que 10 respirations par minute. A la fin de l'expérience, lorsque l'animal est entré dans la période agonique, le nombre des respirations a subi des oscillations remarquables, tantôt s'élevant de 10 à 33 par minute, tantôt retombant de 33 à 15.

2° Au début, l'amplitude des mouvements respiratoires augmente en même temps que le nombre et conserve ce caractère environ jusqu'à l'injection de 10 grammes de colorant. Pendant cette période, on note la particularité suivante : à peu près vers le milieu de la durée de chaque injection, les mouvements respiratoires se limitent dans leur profondeur, de sorte que les graphiques conservent le niveau maximum, tandis que le niveau minimum se relève; la poitrine tend donc à se maintenir resserrée, et c'est dans cet état d'affaissement du thorax que le sujet exécute cinq à six respirations.

Lorsque les mouvements respiratoires commencent à se ralentir, c'est-à-dire à partir de l'injection de 8 grammes, l'amplitude de la respiration diminue également. C'est surtout pendant cette période que l'on observe les phases signalées dans les lignes précédentes. Ces phases où l'ampliation du thorax est diminuée, alors que l'affaissement reste le même, coïncident avec une chute passagère de la tension artérielle. Nous avons déjà attiré l'attention sur cette simultanéité, afin de bien établir que la dépression sanguine dont il s'agit est due à une brusque et passagère dilatation des capillaires et non à une ampliation soutenue du thorax (fig. 2 et 3).

C'est surtout à la suite de l'injection des 18 grammes de colorant que l'amplitude des mouvements respiratoires diminue ; elle finit par n'être plus que le quart et même le sixième de l'amplitude primitive. Toutefois, à ce degré de limitation, on voit de temps en temps le thorax s'agrandir largement ; l'animal fait donc quelques profondes inspirations pour compenser le peu d'amplitude de la plupart des mouvements respiratoires. Chose intéressante, pendant cette dernière période, les maxima et les minima du tracé se relèvent, ce qui prouve que l'animal se met de plus en plus en expiration forcée et que les muscles inspirateurs sont vivement atteints dans leur puissance.

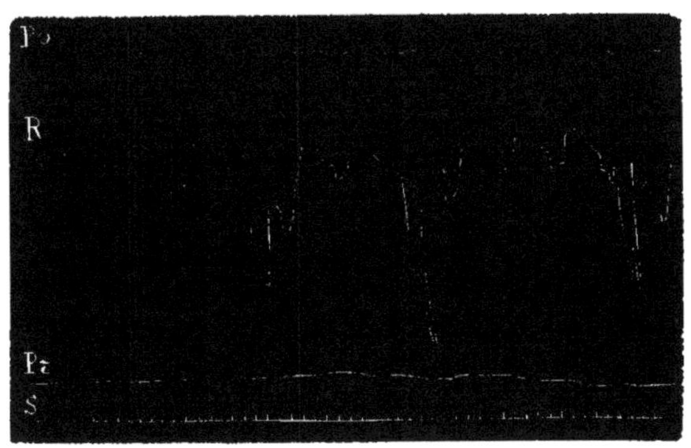

Fig. 6. — Chien. Graphiques de la respiration, de la pression artérielle et du pouls, à la fin de l'expérience, 3 heures avant la mort.

S, R, Pr, Po, même signification que dans les figures précédentes.

3° Cette assertion est corroborée par la forme que présentent les courbes respiratoires immédiatement après la 9e injection. L'inspiration s'exécute d'abord lentement; elle s'achève ensuite avec une certaine brusquerie (fig. 5 et 6). Quant à l'expiration, elle se traduit d'abord par une ligne fortement oblique, puis par une ligne presque verticale qui dénote, à la fin, l'intervention des muscles expirateurs.

Plus tard, lorsque les mouvements respiratoires sont très limités, l'expiration est purement passive ; l'inspiration est lente, difficile et s'exécute toujours en deux temps.

Résumé. La circulation et la respiration sont donc profondément modifiées par l'accumulation de la matière colorante dans le sang.

Le cœur est considérablement affaibli ; les capillaires sanguins sont paralysés, les forces inspiratrices presque anéanties.

Le système nerveux vaso-moteur est le premier frappé, la respiration ensuite, puis le cœur. Mais si le cœur est frappé en dernier lieu, il succombe le premier, et c'est par l'arrêt de la circulation que meurt un animal que l'on sature de colorant.

C. — Comparaison des injections de colorant en dissolution dans l'eau salée et d'un égal volume d'eau simplement salée.

On vient d'étudier les effets des injections répétées de matière colorante. Celle-ci avait été dissoute dans une solution de sel marin à 7 pour 1,000. Conséquemment, on est conduit à démêler, parmi ces effets, ceux qui appartiennent à la matière colorante et ceux qui pourraient être attribués à la solution de sel marin.

On prend, pour cela, un chien pesant 8 kil. 500 ; on le fixe sur la table à expériences ; on découvre les vaisseaux du cou et on prépare les appareils nécessaires pour recueillir des tracés de la pres-

Fig. 7. — Chien. Graphiques de la respiration, de la pression artérielle et du pouls avant l'injection d'eau salée dans la jugulaire.

S, ligne d'abscisse et seconde relevéede 0 m. 01 ; R, respiration ; Pr, pression artérielle ; Po, pouls.

sion artérielle, du pouls et de la respiration ; puis on pousse successivement dans la veine faciale des injections de 60 grammes d'eau salée à 7 °°/₀₀. L'animal reçoit 15 injections représentant au total 900 grammes de liquide, ou, proportionnellement au poids du corps, 106 grammes par kilogramme de poids vif.

La durée de cette expérience a été sensiblement

la même que celle qui a été précédemment rapportée.

En définitive, les conditions des deux épreuves n'ont différé que sur la dose de solution injectée.

Fig. 8. — Chien. Graphiques de la respiration, du pouls et de la pression artérielle, après l'injection de 480 grammes d'eau salée dans la jugulaire.
S, R, Pr, Po, même signification que dans la figure 7.

Le premier sujet n'a reçu que 75 grammes de solution salée par kilogramme de poids vif, tandis que le second en a reçu 106 grammes.

Or, malgré cette différence dans les doses, les troubles observés dans la deuxième expérience ont été bien moins considérables que dans la première, et d'un ordre presque opposé.

Ainsi, la pression artérielle s'est accrue de 20 millimètres et s'est maintenue à ce niveau pendant et après la fin des injections ; le nombre des pulsations est allé toujours en augmentant, si bien qu'il a passé de 96 à 142 par minute. La respiration seule a subi une diminution portant sur le nombre, qui est tombé de 16 à 11 par minute, et sur l'amplitude (comparez les tracés des figures 7, 8 et 9).

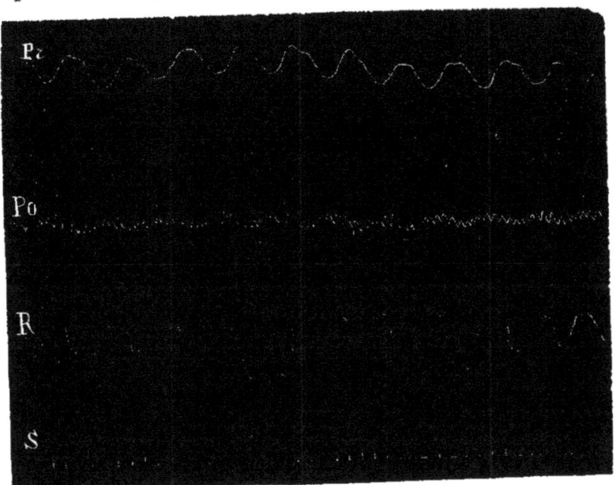

Fig. 9. — Chien. Graphiques de la respiration, de la pression artérielle et du pouls, après l'injection de 900 grammes d'eau salée dans la jugulaire.
S, R, Pr, Po, même signification que dans la figure 7.

Conséquemment, la dilatation des vaisseaux capillaires, l'affaiblissement des contractions du cœur, qui caractérisaient si nettement la première expérience, sont des phénomènes qui appartiennent à l'influence de la matière colorante, et non à celle du véhicule.

On ajoutera que le chien n'a pas succombé aux injections répétées de chlorure de sodium. Le lendemain de l'expérience, il était triste et craintif; son appétit peu marqué. Mais, peu à peu, ces troubles ont disparu. Deux mois plus tard, l'animal était encore vivant; seulement il était légèrement amaigri.

D. — Comparaison des effets du colorant avec ceux des injections intra-veineuses de sulfate de potasse mêlé a l'eau salée.

L'action nocive des sels de potasse est connue depuis longtemps. Néanmoins, on a tenu à mettre en parallèle les effets produits par des injections intra-veineuses de colorant, additionné de chlorure de sodium, et ceux produits par des injections intraveineuses de sulfate de potasse, sel qui se forme en notable quantité dans le plâtrage des vins.

On a donc choisi un chien pesant 8 kilogr. Cet animal a été fixé et préparé pour qu'il soit possible de recueillir les tracés de la pression artérielle, du pouls et de la respiration et de pratiquer des injections intra-veineuses de sulfate de potasse.

Après avoir recueilli des tracés des ces phénomènes à l'état normal, on injecte lentement dans la veine faciale 2 grammes de sulfate de potasse, en dissolution dans 60 centimètres cubes de solution salée à 7 pour 1000.

Avant l'injection, la pression artérielle mesurait 0m,130 de mercure, on comptait 75 pulsations et 12 respirations par minute.

Quelques secondes après le début de l'injection, le cœur se précipite (144 pulsations au lieu de 75), la respiration s'accélère (21 mouvements au lieu de 12), la tension artérielle s'élève à 0m,150, à 0m,160 de mercure. De plus, le thorax s'affaisse, les mouvements respiratoires deviennent petits, irréguliers, entrecoupés de temps en temps de profondes inspirations. Ces troubles retentissent sur la pression artérielle, qui subit de grandes oscillations.

Au fur et à mesure que la dose sus-indiquée est introduite dans les vaisseaux, la perturbation s'accuse de plus en plus : tantôt le cœur se précipite, et le nombre de ses battements s'élève à 141, 148 par minute, tantôt il se ralentit, et le nombre descend à 72 par minute ; la pression artérielle monte quelquefois jusqu'à 0m,240, puis s'abaisse brusquement à 0m,110 ; quant à la respiration, elle présente des périodes d'accélération extrême, séparées par des périodes d'arrêt en expiration.

Enfin, dix à douze minutes après le début de l'injection, le cœur s'arrête, puis la respiration, et l'animal meurt en présentant quelques convulsions rythmiques des membres et des mâchoires.

Si l'on compare ce dénoûment rapide au tableau que nous avons présenté, lorsque nous avons décrit les effets des injections intra-veineuses de colorant dissous dans une solution de sel marin, on est amené à l'attribuer exclusivement au sel potassique.

Dans cette expérience, la dose mortelle de sulfate de potasse a été de 2 grammes, c'est-à-dire 0,25 centigrammes par kilogramme de poids vif.

Ces effets sont dus au mode d'introduction du poison. Si, au lieu de confier directement le sulfate de potasse au sang, on l'avait introduit dans le tube digestif, cette dose aurait été plus inoffensive.

On peut, par l'étude de ce résultat, se rendre compte de l'innocuité de la matière colorante, lorsque l'organisme sera exposé à la minime quantité que l'homme peut rencontrer dans ses boissons.

E. — Influence des injections intra-veineuses de matière colorante sur les combustions respiratoires.

Pour se faire une idée de l'influence que peut exercer sur les actes essentiels de la respiration l'injection de faibles doses de matière colorante, il nous a paru utile de provoquer cette influence à un degré aussi élevé que possible, en introduisant directement le colorant dans le système circulatoire sanguin. Nous avons de plus recherché la manière dont elle se manifeste, en dosant l'oxygène et l'acide carbonique, contenus dans le sang artériel et dans le sang veineux, avant et après l'injection du colorant. Ce double dosage, pratiqué simultanément dans le sang artériel et dans le sang veineux, devait nous renseigner sur les deux phénomènes les plus importants de la respiration : 1° la fixation de l'oxygène par le globule sanguin, pendant qu'il traverse le réseau capillaire du poumon ; 2° la formation de l'acide carbonique dans le réseau capillaire général.

a) Dosage des gaz du sang.

1re expérience. — Nous choisissons donc un chien, vigoureux et en bonne santé ; nous découvrons l'artère carotide et la veine jugulaire opposée, nous fixons une canule dans le bout central de la première et nous introduisons une simple canule piquante dans la seconde ; puis, avec une seringue *ad hoc*, nous puisons au même moment 25 cent. cubes de sang artériel et de sang veineux. Ces échantillons de sang sont rapidement portés dans le récipient de deux pompes à mercure et nous nous mettons aussitôt en demeure d'extraire les gaz qu'ils renferment.

Voici les résultats de ces deux premières analyses :

GAZ DU SANG AVANT L'INJECTION.

A. — *Sang artériel.*

CO^2	38 cc. 44	pour 100 volumes de sang.
O	24 cc. 68	

B. — *Sang veineux.*

CO^2	50 cc. 40	pour 100 volumes de sang.
O	20 cc. 40	

Nous entreprenons alors une série d'injections, dans la jugulaire correspondante à l'artère liée, d'une solution de colorant dans de l'eau salée à 7 pour 1000. Lorsque l'animal a reçu 7 grammes de colorant, ses muqueuses superficielles reflètent une teinte rouge vif, la peau de la face interne des cuisses et de l'abdomen prend une couleur lie de vin. Nous arrêtons les injections et nous recueillons un échantillon de sang veineux et de sang artériel de la même manière que la première fois.

Les analyses fournissent les résultats suivants :

GAZ DU SANG APRÈS L'INJECTION.

A. — *Sang artériel.*

CO^2. . . . . 33 cc. 2 } pour 100 volumes de sang.
O. . . . . 25 cc. 8 }

B.— *Sang veineux.*

CO^2. . . . . 42 cc. »
O. . . . . 21 cc. 6

A première vue, les chiffres de ces analyses démontrent qu'à la dose indiquée ci-dessus, dose considérable puisqu'elle rougit les téguments, les phénomènes essentiels de la respiration ne sont pas modifiés notablement. Pour quiconque est habitué aux analyses des gaz du sang, ces chiffres peuvent être regardés comme semblables dans les deux cas. Cela ressort surtout manifestement de la comparaison du rapport $\frac{CO^2}{O}$ de l'acide carbonique à l'oxygène dans le sang veineux et dans le sang artériel.

En effet, avant l'injection :

$\frac{CO^2}{O} = 1{,}56$ dans le sang artériel,

$\frac{CO^2}{O} = 2{,}45$ dans le sang veineux,

Après l'injection :

$$\frac{CO^2}{O} = 1{,}28 \text{ dans le sang artériel,}$$

$$\frac{CO^2}{O} = 1{,}93 \text{ dans le sang veineux.}$$

Le rapport $\frac{CO^2}{O}$ est plus faible dans le sang veineux après l'injection qu'à l'état normal, mais la différence est compensée par une différence portant sur le rapport $\frac{CO^2}{O}$ dans le sang artériel.

Somme toute, la différence consiste en une légère diminution de l'hématose et une légère diminution de l'oxydation du carbone dans le réseau général. Mais cette différence presque insignifiante lorsque les hématies baignent dans un plasma coloré en rouge par le fait de l'accumulation de la substance étrangère dans le sang, doit être absolument négligeable lorsque celle-ci est introduite en petite quantité par l'intermédiaire du tube digestif.

D'ailleurs, nous avons pratiqué une seconde expérience chez un âne, afin de pouvoir puiser le sang plus facilement sans troubler l'animal et faire l'analyse avec plus de précision.

2ᵉ expérience : Nous prenons un âne du poids de 240 kilos. Nous découvrons la jugulaire, et à l'aide d'une fine canule, nous aspirons 25 centimètres cubes de sang veineux que l'on porte dans la pompe à mercure pour extraire les gaz.

Immédiatement on injecte dans la même veine, avec une canule fine, 600 grammes d'eau salée à 7 pour 1,000 contenant 24 grammes de matière colorante.

L'opération a duré environ 20 minutes.

Dix minutes après, les muqueuses sont roses; on observe de légers tremblements musculaires; la peau est chaude, humide, un peu de sueur apparaît dans la région temporale.

A ce moment, on puise encore 25 centimètres cubes de sang dans la même jugulaire.

Comme on finit l'opération, on assiste à des effets purgatifs qui paraissent soulager l'animal : son attitude devient plus naturelle; les tremblements cessent.

Voici le résultat de l'expérience:

A. — *Gaz du sang veineux avant l'injection.*

CO^2	44,80	pour 100 volumes de sang.
O	6,80	

B. — *Gaz du sang veineux après l'injection.*

CO^2	46,68	pour 100 volumes de sang.
O	8,84	

Si on calcule dans les deux analyses le rapport $\frac{CO^2}{O}$, on trouve, avant l'injection :

$$\frac{CO^2}{O} = 6,50;$$

Après l'injection :

$$\frac{CO^2}{O} = 5,28.$$

Il y a donc pendant l'irrigation des tissus, par une dose de colorant suffisante pour teindre les muqueuses, une légère diminution des oxydations.

Comme cette diminution est minime, il faut probablement l'attribuer à la plus grande rapidité de la circulation sanguine dans le réseau capillaire, car on n'a pas oublié qu'à cette dose le colorant détermine un effet vaso-dilatateur très marqué. Au surplus, l'exhalation séreuse intestinale et la diaphorèse très accusée sur les solipèdes démontrent l'existence de cette action vaso-motrice.

A côté du dosage comparé de l'acide carbonique et de l'oxygène dans le sang chez un animal soumis à l'influence du colorant, il était intéressant de chercher les modifications de l'excrétion urinaire, de rechercher si l'augmentation ou la diminution de l'urée résultaient de l'injection de ce produit chimique.

b) Examen des urines.

3e expérience : On prend une chienne du poids de 12 kilos, qu'on soumet à un régime uniforme, soupe de pain avec graisse, et qu'on enferme dans une cage appropriée.

Au bout de quelques jours de ce régime uniforme, afin que l'animal atteigne son équilibre physiologique, nous recueillons l'urine totale de plusieurs jours par périodes de vingt-quatre heures et dosons l'urée.

Voici le tableau des résultats obtenus :

	Quantité d'urine	Urée
30-31 mars. . .	2,130	7 gr. 829
31-1 avril. . . .	1,850	6 gr. 800
1-2 avril. . . .	1,800	13 gr. 230
2-3 avril. . . .	2,650	9 gr. 341
3-4 avril. . . .	2,120	8 gr. 416

soit en tout 45 gr. 16 pour les cinq jours.

L'animal prend alors 2 grammes de colorant par jour. Nous obtenons :

	Quantité d'urine	Urée
4-5 avril. . . .	2,650	5 gr. 842
5-6 avril. . . .	1,570	4 gr. 615
6-7 avril. . . .	3,000	13 gr. 230
7-8 avril. . . .	1,330	7 gr. 780
8-9 avril. . . .	1,745	13 gr. 108

soit en tout 44 gr. 576 pour les cinq jours pendant lesquels l'animal a pris 10 grammes de colorant.

On le voit, l'urée est restée stationnaire. D'ailleurs les recherches sur l'intoxication chronique que nous exposons plus loin, et qui ont donné des résultats absolument négatifs, expliquent suffisamment le maintien de l'urée dans les proportions normales.

En résumé, le colorant, introduit par le tube digestif à des doses bien supérieures à celles qui pourront être ingérées par l'homme, n'apporte pas de perturbation dans les combustions générales, et, nous le verrons bientôt, dans l'assimilation.

Il restait un point intéressant à élucider : Que deviennent les colorants sulfoconjugués dans l'économie? Se sulfoconjuguent-ils davantage en retenant tout l'acide sulfurique des sulfates? On sait que nous avons affaire à des produits bisulfoconjugués qui sont susceptibles de se trisulfoconjuguer, théoriquement du moins. Dans ce cas-là, sous l'influence de l'ingestion de fortes doses de colorant, nous devons voir les sulfates diminuer et même disparaître des urines. Nous avons pratiqué une expérience précisément pour élucider cette question.

4e expérience. — On recueille les urines d'une chienne du poids de 12 kilog, après quelques jours de régime uniforme.

On obtient trois jours de suite en sulfates, dans les vingt-quatre heures :

1er jour. . . . . 0 gr. 596
2e jour. . . . . 0 gr. 317
3e jour. . . . . . , . 0 gr. 656

On donne à l'animal 4 grammes de colorant dans sa soupe, qu'il mange sans hésitation et complètement.

Pendant trois jours, il est soumis à la même dose. Le dosage dans l'urine donne les résultats suivants :

1er jour. . . . . 0 gr. 830
2e jour. . . . . 0 gr. 352
3e jour. . . . . 0 gr. 434

L'ingestion d'une quantité aussi élevée de colorant aurait dû apporter des perturbations notables si la sulfoconjugaison s'était accrue, ou inversement si le groupe sulfoconjugué s'était comburé. Or, nous trouvons, avant l'ingestion du colorant, un total de 1 gr. 569 de sulfates excrétés en trois jours, et après l'ingestion un total de 1 gr. 616, soit une augmentation de 0 gr. 047, quantité absolument insignifiante. Le produit colorant subit évidemment une modification ou un dédoublement avec formation de produits incolores, puisque l'urine est faiblement rosée, mais sans combustion complète.

Nous n'avons point recherché les produits de décomposition, voulant nous limiter pour l'instant à la constatation des grands faits physiologiques, pour en tirer les conclusions capables d'intéresser les hygiénistes.

II

Recherches sur l'intoxication chronique.

EXPÉRIENCES SUR LES EFFETS DE L'INGESTION PROLONGÉE DE MATIÈRE COLORANTE.

1re expérience. — Le 5 août 1886, on achète un jeune porc de race croisée, d'une belle venue, en parfait état de santé, pour le soumettre à l'usage du colorant.

Il pèse 35 kil. 700 gr.

On commence par le nourrir avec de la soupe et des débris de cuisine. Au début du repas de chaque jour, il avale 5 grammes de colorant enfermés dans un morceau de pain. Grâce à ce système, l'ingestion de cette substance est continuée sans aucune difficulté.

Dans le courant du mois de novembre, on a remplacé, pendant quelque temps, la soupe par un mélange de son, de farine d'orge et de pommes de terre cuites; puis on est revenu à la soupe; ce dernier régime a été exclusivement suivi jusqu'au moment où l'on a sacrifié l'animal.

La matière colorante a été administrée sans interruption du 5 août au 28 décembre, c'est-à-dire pendant 145 jours.

Par conséquent, cet animal a ingéré 725 grammes de colorant.

Il a été sacrifié le 4 février, 36 jours après la suppression du régime coloré.

Pendant toute la durée de l'expérience, ce porc a présenté les signes d'une parfaite santé; une ou deux fois, l'appétit a semblé diminuer temporairement, mais il est probable que cette modification tenait plus à l'uniformité de l'alimentation qu'à l'action du colorant.

L'ingestion de la matière colorante se manifestait simplement par la teinte particulière qu'affectaient les matières fécales et l'urine : celle-ci était verdâtre, celles-là brunâtres. Traitées par l'alcool, les fèces communiquaient à ce liquide une coloration brun verdâtre qui rappelait de loin la substance ingérée. Dans tous les cas, il était évident que le porc ne dénaturait pas entièrement la dose de rouge qu'il recevait quotidiennement.

L'autopsie faite immédiatement après l'effusion du sang ne révèle aucune altération.

Le pannicule adipeux est très développé; le tissu musculaire, les os, les cartilages, le tissu conjonctif sont normaux à tous les points de vue. La muqueuse digestive est saine; elle n'offre aucune trace d'irritation; sa coloration ne présente rien de remarquable.

L'attention s'est portée particulièrement sur les organes qui servent surtout à l'élimination des substances introduites dans l'économie : le foie et les reins; mais, là encore, un examen scrupuleux ne permet pas de découvrir la moindre lésion. Le foie pèse 1,230 grammes; la capsule de Glisson et le tissu conjonctif interlobulaire ne sont pas plus développés que chez le porc sain; les cellules hépatiques jouissent des caractères histologiques des cellules du foie normal. Les deux reins pèsent ensemble 220 grammes; ils ne sont donc ni atrophiés ni hypertrophiés; l'épithélium glandulaire est à l'état physiologique. Rien à signaler du côté de la vessie et des uretères.

En résumé, le résultat négatif de l'autopsie concorde avec celui de l'observation de l'animal pendant la durée de l'expérience. D'ailleurs ce porc, bien qu'il ait été soumis à une stabulation rigoureuse, s'est développé régulièrement.

Le 5 août, jour de l'ouverture de l'expérience, il pesait. . . . . 35 kil. 700

Le 24 septembre, il pesait. . . . . 55 kil. »

Le 18 novembre. . . . . 62 kil. »

Le 4 février 1887 . . . . 71 kil. »

Il a donc doublé de poids en sept mois, malgré les conditions désavantageuses dans lesquelles il a été entretenu.

2e et 3e expériences. — Deux jeunes chiens, de petite race, l'un marron, l'autre noir, sont soumis à une expérience qui marche parallèlement à celle qui a été faite sur le porc.

Ces animaux sont nourris avec de la soupe et des débris de cuisine et reçoivent chaque soir dans leur ration 2 grammes de matière colorante. L'expérience ayant duré 145 jours, chacun des chiens a ingéré 290 grammes de colorant.

L'urine rendue quotidiennement par ces animaux est verdâtre; leurs excréments colorent l'alcool en brun rouge d'une manière plus intense que ceux du porc, ce qui prouve que ces sujets dénaturaient moins profondément que le porc la substance étrangère qui leur était administrée. Néanmoins, ces chiens donnaient les signes de la plus parfaite santé. Lorsqu'on les faisait sortir de leur logement, ils se montraient d'une gaité et d'une pétulance excessives.

Ils ont augmenté de taille et de poids et leur embonpoint, le jour où on les a sacrifiés, ne laissait rien à désirer.

Voici, du reste, le tableau des poids de ces animaux à divers moments de l'expérience :

Chien marron.

Le 5 août 1886	9 kil. 800
Le 24 septembre 1886	10 kil. 100
Le 18 novembre —	10 kil. 300
Le 4 février 1887	13 kil. 200

Chien noir.

Le 5 août 1886	10 kil. 300
Le 24 septembre 1886	11 kil. 900
Le 18 novembre —	13 kil. »
Le 4 février 1887	15 kil. 300

Le premier s'est donc accru de 3 kil. 400 en 7 mois ; le second, de 5 kil.

Il est à peine besoin de dire, maintenant, que l'autopsie de ces sujets, pratiquée le 4 février après effusion de sang, n'a montré aucune lésion. Tous les grands appareils organiques sont sains.

Le foie du chien marron pèse 460 grammes, celui du chien noir, 485 grammes ; les reins du premier pèsent 55 grammes, ceux du second 60 grammes. Le tissu propre de ces organes est absolument normal.

CHAPITRE IV

Expériences nouvelles sur le sulfoconjugué de la fuchsine, le rouge Bordeaux, le jaune solide, et le bleu solide.

Malgré l'ensemble d'expériences très concluantes que nous avons présentées dans le deuxième et le troisième chapitre, nous avons cru cependant, à l'occasion du procès actuel, reprendre quelques-unes de ces expériences et plus spécialement celles ayant trait aux colorants en cause.

Le sulfoconjugué de la fuchsine ou fuchsine acide, le rouge Bordeaux B, le jaune solide et le bleu verdâtre ou bleu solide ont été administrés pendant deux mois à des chiens, à des doses élevées comparativement à celles que l'homme peut être appelé à ingérer par la consommation de vin coloré artificiellement.

Ces sortes d'expériences, comme toutes celles relatées précédemment, ont une valeur incontestée pour tout esprit au courant de la science et de ses progrès.

La toxicologie tout entière et la thérapeutique reposent sur des expériences pratiquées chez les animaux voisins de l'homme.

Contester la portée des résultats obtenus dans ces conditions, c'est commettre une erreur grave.

N'est-ce pas en opérant sur le chien d'abord et même le lapin, que l'illustre M. Pasteur a établi sa belle méthode d'atténuation du virus rabique et son procédé de vaccination? Et nous pourrions apporter des milliers d'exemples qui prouveront que nous avons suivi la seule méthode rationnelle, seule méthode scientifique capable de donner une démonstration péremptoire de la nocuité ou de l'innocuité, d'autant que nous avons de nombreuses observations prises sur l'homme lui-même, ce qui complète l'information.

Expérience I

Sulfoconjugué de la fuchsine.

Le 8 août 1887, une petite chienne noire du poids de 10 kilogrammes est soumise à l'action de la fuchsine acide.

Tous les jours dans sa soupe elle ingère 1 gramme de colorant.

Le 31 août, elle pèse 11 kil. 500.

Le 15 septembre, elle pèse 11 kilogrammes.

Le 13 octobre, elle pèse 12 kilogrammes.

Elle a toujours eu un excellent appétit, sans diarrhée, sans vomissement, sans albumine dans les urines, ni sucre.

A l'autopsie, tous les organes sont normaux.

Expérience II

Rouge solide B ou rouge Bordeaux B.

Le 13 août 1887, on soumet à l'action du rouge Bordeaux une chienne noire du poids de 16 kilogrammes. Le colorant, comme précédemment, est dissous dans la soupe. Cet animal en ingère 1 gramme par jour, sans aucune répugnance. Tout le temps de l'expérience, l'appétit est excellent, l'alluregaie. Pas de diarrhée, pas de vomissements.

Cette bête a été couverte au chenil, à son arrivée.

Le 31 août, elle pèse 17 kilogrammes.

Le 15 septembre, elle pèse 20 kilogrammes.

Le 14 octobre, on l'a sacrifiée ; elle pèse 21 kilogrammes.

L'autopsie révèle cinq petits vivants, bien portants, qui ont vécu quelque temps en dehors de la mère.

On voit que le poids de l'animal a progressivement augmenté, malgré l'ingestion du colorant, qui n'a eu même aucune action sur la gestation, fait qui démontre surabondamment l'innocuité.

Nous avons constaté l'absence de sucre et d'albumine dans les urines.

Les reins étaient de poids ordinaire et donnaient une coupe absolument normale.

Le foie, du poids de 400 grammes, était également normal.

Expérience III

Jaune solide.

A. — Les essais avec le jaune solide ont été commencés le 8 août 1887 avec un chien de chasse du poids de 16 kilogrammes.

Le colorant lui était administré le matin dans sa soupe, à la dose de 1 gramme, qu'il avalait avec avidité et sans jamais avoir jamais manifesté la moindre hésitation. Il n'en a pas été incommodé un seul instant ; il a gardé sa gaîté, son entrain pendant tout le cours de l'expérience.

Le 31 août, c'est-à-dire vingt-trois jours après le commencement de l'expérience, l'animal pesait 20 kilogrammes, soit 4 kilogrammes d'augmentation.

Le 15 septembre, son poids était de 20 kil. 300.

Le 27 septembre, ce chien a été utilisé à la chasse et s'est comporté comme un chien absolument valide, en parfait état de santé.

B. — L'expérience a été continuée avec un autre chien, le 28 septembre, du poids de 17 kilogrammes, qui a pris 1 gramme par jour de jaune solide dans sa soupe jusqu'au 13 octobre, époque à laquelle il a été sacrifié.

Il pesait alors 17 kil. 500.

L'autopsie faite avec soin a donné un foie, des reins et tous les organes digestifs normaux. Les urines analysées avant la mort ne renfermaient ni albumine, ni sucre.

Expérience IV

Bleu verdâtre ou Bleu solide.

Le bleu verdâtre a été administré à une chienne du poids de 14 kilogrammes à la dose de 1 gramme par jour dans sa soupe.

L'animal a toujours mangé avec grand appétit, n'a jamais eu ni de diarrhée, ni de vomissements et a conservé jusqu'à la fin de l'expérience une allure vive et gaie.

Le 15 septembre, elle pèse 15 kilogrammes, soit 1 kilogramme d'augmentation depuis le début de l'expérience. Elle pesait 15 kil. 300 le 13 octobre.

A cette époque elle a été sacrifiée et autopsiée, après examen des urines qui ne renfermaient ni albumine, ni sucre.

On a trouvé l'estomac, les intestins en parfait état comme dans les expériences précédentes. Le rein et le foie étaient également normaux.

Conclusions

Les animaux soumis à une action prolongée et de haute dose des colorants incriminés n'ont pas éprouvé le moindre malaise, les moindres symptômes aigus ou chroniques d'une affection même passagère.

Et cependant ils étaient tenus en captivité dans des conditions hygiéniques très insuffisantes.

On le voit, les expériences corroborent entièrement les faits déjà avancés et montrent que ces colorants sont inoffensifs aux doses où l'homme peut les ingérer dans les matières alimentaires.

CHAPITRE V

La loi allemande. — L'opinion d'Hofmann, de Virchow, de Graebe, de Vincent. — Procès en Italie et acquittement

Dans ce chapitre, nous nous proposons de mettre en relief l'état de la question en Allemagne, en Suisse et en Italie, où les couleurs incriminées sont regardées comme inoffensives.

En Allemagne, où les progrès scientifiques ont atteint un grand développement, où surtout les sciences médicales et en particulier la science de l'hygiène sont particulièrement en honneur, la loi du 5 juillet 1887, basée sur les rapports du Comité consultatif d'hygiène, est très explicite sur les couleurs qui doivent être effectivement regardées comme nuisibles à la santé.

Nous reproduisons le texte de cette loi.

Nous le faisons suivre des attestations des deux plus grands noms scientifiques de l'Allemagne, Hofmann et Virchow.

Hofmann, l'éminent chimiste, membre de l'Institut de Berlin, professeur à l'Université royale de Berlin, député au Reichstag, l'auteur de cette bio-

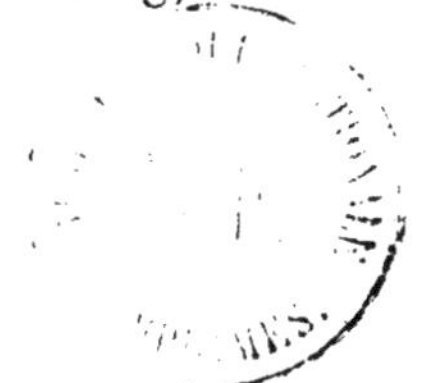

graphie si estimée de notre grand chimiste français, Dumas, son ami, a donné son approbation absolue à l'innocuité des colorants en cause.

Virchow, le plus grand nom médical de l'Allemagne, membre de l'Institut de Berlin, professeur de l'Université royale de Berlin, député au Reichstag, a apposé sa signature en bas de la consultation d'Hofmann.

En Suisse, le savant chimiste Graebe, professeur à l'Université de Genève; le Dr Vincent, directeur du bureau d'hygiène, à Genève, se sont également prononcés. On peut regarder ces deux savants comme les représentants autorisés de la Suisse au point de vue de la toxicologie et de l'hygiène.

Ils affirment nettement l'innocuité des colorants incriminés, comme on le verra.

Enfin, nous publions, *in extenso*, les pièces d'un procès qui s'est jugé en Italie, où les experts, professeurs éminents, se sont encore prononcés pour l'innocuité. Leurs conclusions ont amené un acquittement pur et simple de la maison : la *Badische Anilin et Soda fabrick*, qui avait fourni une matière colorante jaune, retirée de la houille, à un fabricant de pâtes alimentaires. Ce dernier avait remplacé le safran ordinairement utilisé par un colorant artificiel. L'expérience a démontré aux experts que ce colorant était aussi inoffensif que le safran.

Voici le premier document :

Loi impériale allemande du 5 juillet 1887 concernant l'emploi des couleurs nuisibles à la santé destinées à la fabrication (préparation) de substances alimentaires et d'objets usuels.

§ 1.

Il est expressément défendu d'employer des couleurs nuisibles a la santé pour la fabrication et la préparation des substances alimentaires ou condimentaires destinées à la vente. Par substance nuisible à la santé on entend toute couleur ou préparationqui contient des couleurs à base d'antimoine, d'arsenic, de barium, de plomb, de cadmium, de chrome, de mercure, d'uranium, de zinc, de gomme-gutte, de coralline et d'acide picrique.

Le chancelier de l'Empire est autorisé à désigner d'une façon précise les méthodes servant à la recherche de l'arsenic et de l'étain.

§ 2.

Les emballages, les enveloppes et les vases servant à empaqueter des substances alimentaires et condimentaires ne peuvent être préparés avec les couleurs mentionnées ci-dessus.

Ne sont pas interdits :

Le blanc fixe (sulfate de baryte);

Les laques à base de baryte exemptes de carbonate de barium, l'oxyde de chrome, le cuivre, l'étain, le zinc et leurs alliages employés;

Comme couleurs:

Le vermillon;

L'oxyde d'étain;

Le sulfure d'étain ou or mussif, ainsi que toutes les couleurs destinées à colorer les vernis, les émaux et l'extérieur des vases imperméables à l'eau.

§ 3.

Dans la fabrication des cosmétiques destinés à la vente, l'emploi des articles mentionnés dans le § 1 est expressément défendu sauf le blanc fixe, le sulfure de cadmium, l'oxyde de chrome, le vermillon, l'oxyde de zinc, l'oxyde d'étain, le zinc et leurs alliages pulvérisés.

§ 4.

Il est défendu d'employer pour la fabrication des jouets d'enfants les couleurs citées au § 1; celles qui sont citées au § 2, art. 2, sont tolérées.

§ 5.

Dans l'impression et la lithographie, toutes les couleurs, excepté l'arsenic, peuvent être utilisées.

§ 6.

Les pigments, encre de Chine, etc., de toutes sortes doivent être fabriqués suivant les prescriptions mentionnées au § 4.

§ 7.

Il est expressément défendu d'employer de l'arsenic dans la fabrication des tapisseries, tentures, étoffes, masques, bougies, feuilles et fleurs artificielles.

L'emploi de l'arsenic est bien permis dans l'imprimerie et la teinture s'ils servent de mordant, à condition qu'il n'y ait pas plus de 2 milligrammes d'arsenic par 100 centimètres carrés d'étoffes.

§ 8.

Les prescriptions du § 7 s'appliquent aussi pour la fabrication des ustensiles à écrire, abat-jour, etc.

§ 9.

Il est expressément défendu d'employer des couleurs arsenicales dans les préparations pour cirage de parquets, de portes et fenêtres de maisons d'habitation.

§ 10.

Si dans les couleurs destinées à la vente les articles cités au § 1 comme nuisibles à la santé ne sont que des impuretés inévitables, inhérentes à la fabrication, les § 2-9 ne sont pas applicables.

§ 11.

La loi n'est pas applicable pour les articles de fourrure et la pelleterie.

§ 12.

Est puni d'une amende de 150 marcs ou de la prison celui qui n'observe pas les prescriptions des § 1, 5, 7, 8, 10, du § 6, du § 9, et détient ou vend des marchandises fabriquées en dépit de la prohibition du § 9.

§ 13.

Outre l'amende prévue par l'art. 3, § 12, il peut être procédé à une saisie des articles incriminés.

§ 14.

La loi entre en vigueur le 1er mai 1888.

Consultation de MM. Hofmann et Virchow.

Par la loi du 5 juillet 1887 concernant la teinture des articles de nourriture, le gouvernement de l'Empire allemand a donné la permission d'employer à ce dessein les couleurs d'aniline et azoïques, pourvu que ces couleurs soient exemptes de :

Antimoine, arsenic, baryum, plomb, cadmium, chrome, cuivre, mercure, uranium, zinc, étain, gomme gutte, coralline, acide picrique.

Dans cette prescription la loi allemande s'appuie sur l'expérience qu'on a faite, que ni les couleurs d'aniline ni les couleurs azoïques n'exercent aucun effet nuisible sur le corps humain, à moins qu'elles ne contiennent les matières ci-dessus mentionnées.

En outre, la loi allemande autorise le gouvernement de l'Empire de donner de plus amples instructions sur la méthode de faire preuve de l'existence de l'arsenic ou de l'étain dans des matières colorantes.

Cette autorisation a paru nécessaire parce que l'arsenic est si répandu dans la nature, que l'on peut démontrer des traces de cet élément dans la plupart des articles chimiques livrés au commerce.

Sur la requête de la *Badische Anilin* et *Soda-*

Fabrik, à Stuttgart et Ludwigshafen, je certifie donc par les présentes que les couleurs artificielles :

Rouge solide, bleu solide, jaune solide, fuchsine à l'acide, azoflavine II, sont du genre des couleurs d'aniline et d'azoïques ci-dessus mentionnées.

Vu l'innocence desdites couleurs, on ne saurait imaginer des obstacles qui puissent empêcher la vente de ces articles.

Berlin, le 9 août 1887.

LS) *Signé :* Aug. Wilh. Hofmann.

Le soussigné s'associe pleinement aux déclaratisns précitées de M. le professeur Hofmann.

Signé : Professeur Dr Virchow (1).

Egern, 18 août 1887.

(1) Les signatures authentiques et légalisées des deux savants allemands sont au dossier.

Consultation de M. le Dr Vincent.

BUREAU DE SALUBRITÉ.
Rue Calvin, n° 11.

Genève, le 5 octobre 1887.

Le soussigné, docteur en médecine, directeur du Bureau de salubrité, certifie qu'après avoir étudié les récents travaux entrepris sur l'action physiologique et la toxicologie des colorants dérivés de la houille; après avoir pris connaissance de plusieurs rapports de fabriques de ces produits, il est arrivé à la conviction que plusieurs de ces substances, notamment la fuchsine acide, le rouge solide, le bleu solide, le jaune solide, dérivés sulfoconjugués, couleurs azoïques, ne sont pas nuisibles à la santé.

Cette conviction est, de plus, basée sur une expérience personnelle de plusieurs années, comme directeur du Bureau de salubrité de Genève. Quoiqu'employées couramment dans le commerce, — malgré les prescriptions du règlement genevois, — pour la coloration de plusieurs substances alimentaires, il ne nous a été signalé aucun cas d'intoxication.

Signé : VINCENT.

Vu pour la légalisation de la signature de M. le Dr Vincent, directeur du Bureau de salubrité à Genève.

Genève, le 5 octobre 1887.

Pour le Chancelier :

Le Chef de Bureau,

Signé : Théodore Bret.

Consultation de M. le professeur Graebe.

UNIVERSITÉ DE GENÈVE.

FACULTÉ DES SCIENCES.

Genève, le 5 octobre 1887.

Le soussigné, C. Graebe, professeur de chimie à l'Université de Genève, consulté par la Fabrique : Succursale de la *Badische Anilin* et *Soda-Fabrik*, à Neuville-sur-Saône, sur l'action des matières colorantes artificielles sur l'organisme, certifie ce qui suit :

Ayant étudié les travaux publiés sur l'action physiologique et toxique des matières colorantes artificielles, ayant pris en considération les observations faites au point de vue de la santé des ouvriers s'occupant de la fabrication et de l'emballage de ces matières colorantes, je suis arrivé à la conclusion suivante :

Les matières colorantes qui sont des dérivés sulfoniques des couleurs d'aniline et des couleurs azoïques, comme la fuchsine acide, le rouge solide, le jaune solide et le bleu solide, ne sont pas nuisibles à la santé.

Signé : C. GRAEBE.

Vu pour légalisation de la signature de M. le professeur C. Graebe, domicilié à Genève :

Genève, le 5 octobre 1887.

Pour le Chancelier :

Le Chef de Bureau,

Signé : Théodore Bret.

Compte-rendu des débats dans le procès pour l'azoflavine en Italie.

Procès-verbal d'audience.

Milan, ce jour dix-huit (18) août mil huit cent quatre-vingt-sept.

Par devant nous, avocat, César Paribelli, vice-préteur urbain de Milan, avec l'intervention du représentant du ministère public, M. le Dr César Vigevano et avec l'assistance du commis-greffier, l'audience est déclarée ouverte avec le libre accès du public, à une heure après-midi.

L'huissier Radelli fait l'appel de la cause :

Contre :

Premièrement, Louis Mazzotti, fils de défunt Charles, âgé de quarante-deux ans, fabricant de pâtes, rue Garibaldi, 3 ;

Deuxièmement, Angelo Castelletti, fils de défunt Louis, âgé de cinquante-deux ans, commerçant, rue Fieno, 3 ;

Troisièmement, Ferdinand Garampelli, fils de défunt André, âgé de vingt-neuf ans, rue Falmina, 12,

Quatrièmement, Gustave Klotz, âgé de quarante-six ans, représentant de maisons étrangères, rue Sainte-Marie Valle, 7.

Accusés :

Mazzotti, du délit visé par l'article 416 du Code pénal.

Castelletti, Garampelli et Klotz, de complicité aux termes des articles 103, § 2, et 109, premier alinéa.

Tous les accusés se présentent et ils déclinent leurs noms et qualités comme dans l'en-tête du présent.

Ils sont défendus : Mazzotti, par l'avocat Tamanti; Castelletti et Garampelli, par l'avocat Pengo, et Klotz, par les avocats Campi et Cania-lupi.

Les chefs d'accusation étant lus, les prévenus ont été invités à se disculper.

Mazzotti a répondu : Garampelli m'a offert en vente de la poudre de safran, afin de colorer la pâte. A ma demande si ladite poudre était nuisible, Garampelli l'a garantie être inoffensive et sans inconvénient. Alors j'en ai acheté une petite boîte, et en effet, je l'ai employée pour colorer la pâte, au lieu du safran. Dès l'abord, j'en ai usé dans la proportion de 10 grammes par quintal, mais la pâte devenant trop colorée, j'ai cru bien faire en employant 8 grammes seulement pour chaque quintal de pâte. Dans le mois de novembre dernier il vint dans mon magasin un surveillant urbain pour acheter un 1/2 kilogramme de pâtes, et peu de temps après il vint d'autres agents municipaux pour faire la recherche de la matière colorante, que je leur remis immédiatement, et c'est dans le mois de mars dernier qu'ils me déclarèrent en contravention.

Avant cette poudre, j'employais pour colorer la pâte le safran.

A ce moment l'avocat Tamanti produit l'étiquette qui existait sur la petite boîte de poudre de substitution du safran.

Castelletti a répondu : Mazzotti me demanda le remplaçant du safran. Ayant eu un échantillon par Klotz, représentant de la maison Sighele, et l'ayant trouvé satisfaisant, j'en ai, en effet, vendu à Mazzotti une petite boîte, que j'eus de Klotz.

Garampelli a répondu : Je ne puis que m'en rapporter à ce qu'a déclaré mon associé Castelletti, étant la pure vérité.

Klotz a répondu : La matière saisie ne contient aucun poison. En Allemagne son usage est permis pour colorer les substances alimentaires.

Le témoin, Dr Ernest Vigano, appelé, il ne se présente pas.

On introduit le témoin Gaetan Della Casa, fils de défunt Pierre, âgé de trente-sept ans, surveillant urbain, à Milan, domicilié chemin de Magenta, 68.

Interpellé aux termes de la loi, il jure de dire toute la vérité et rien autre que la vérité.

Interrogé, il répond : Ensuite des ordres recus de la Municipalité, je me rendis avec le délégué dans le magasin de Mazzotti, lequel averti du motif, sans aucune opposition, me remit immédiatement la matière colorante, que nous saisîmes, et il nous dit qu'il était convaincu qu'elle n'était pas nuisible, et je suis certain que Mazzotti était de bonne foi.

On introduit l'expert : Jules Manselice, professeur, fils de défunt Joseph, âgé de quarante ans, résidant ici, rue du Prince-Amédée, 1, chimiste.

Interpellé aux termes de la loi, il jure de procéder fidèlement dans les opérations qui lui sont confiées dans le seul but de faire connaître aux juges la vérité.

Il est donné lecture de son expertise écrite et, interrogé, il répond : Je la confirme pleinement.

Sur la demande de M. le préteur, il répond : Je considère que vis-à-vis de l'innocuité des tropéolines on ne connait pas encore avec certitude les effets physiologiques de la tropéolina, considérée comme corps chimiquement pur. Dans le commerce pourtant, les matières colorantes se vendent dans un état qui n'est pas tout à fait pur, et, par suite, les matières qui ont servi à préparer et qui sont restées naturellement adhérentes peuvent constituer un léger dommage à la santé.

A la demande de M. l'avocat Tamanti, si étant donné que la tropéolina impure soit nuisible, cette qualité se maintiendrait-elle même dans la proportion de 25 centigrammes par chaque kilogramme de pâtes, l'expert, interrogé par le préteur, répond : Je ne puis répondre avec conscience ; mais, comme induction, je considère que dans une telle proportion elle n'est pas nuisible.

A d'autres demandes, l'expert répond: Je n'ai pas constaté le mode de préparation de la matière colorante en question; j'ai seulement vérifié que c'était de la tropéolina industrielle qui peut ou qui ne peut pas être nuisible, même en petites doses.

A la demande du ministère public, l'expert répond : J'ai seulement vérifié si dans la matière saisie il y avait de la tropéolina, et je n'ai pas fait l'épreuve s'il y avait du poison.

L'avocat Campi dépose deux copies : mémoire de la junte municipale de Milan, la traduction officielle du rapport du professeur Hofmann, de l'Université de Berlin, ainsi que le certificat de la méthode de préparation du remplaçant du safran.

A ce moment, le prévenu Castelletti s'absente de la salle d'audience pour raisons d'intérêts, déclarant être suffisamment représenté par son associé, Garampelli.

Experts de la Défense.

On introduit les experts cités par la défense Klotz :

Premièrement, M. Angelo Pavesi, professeur, fils de défunt Jules, âgé de cinquante-huit ans, chimiste et directeur de la Société agricole, domicilié rue de Borgonavo, 26;

Deuxièmement, M. Guillaume Koïner, professeur, fils de défunt Guillaume, âgé de quarante-huit ans, chimiste à l'Institut théorique supérieur de Milan, domicilié rue du Prince-Humbert, 7.

Interpellés aux termes de la loi, ils jurent l'un après l'autre de bien et fidèlement procéder dans les opérations qui leur sont confiées, dans le seul but de faire connaître aux juges la vérité.

Interrogés par M. le préteur s'ils sont en mesure de déclarer si la matière existante dans la saisie judiciaire est ou non nuisible, ils répondent :

La matière qui nous est présentée actuellement a été déjà examinée précédemment par nous ; mais dans ce moment nous ne pouvons répondre avec certitude à la demande qui nous est faite, attendu que nous ne pouvons garantir que la matière qui nous est présentée est de celles que nous avons déjà analysées ; c'est pourquoi il nous faut quelques heures pour procéder à l'examen.

Le préteur, d'accord avec le ministère public et

les parties, charge MM. les experts Pavesi et Koïner de la défense, et le professeur Manselice, de l'accusation, d'examiner ensemble la matière saisie et d'en rapporter le résultat dans deux heures ; et il remet à cet effet aux mêmes l'échantillon contenu dans un petit vase de verre, ainsi qu'une partie de la matière existant dans un sachet de papier.

Les deux heures étant écoulées, les parties et MM. les experts comparant de nouveau, le professeur Koïner, pour lui aussi bien que pour les autres deux experts, a déclaré verbalement et ensuite dicté ce qui suit :

Les professeurs Koïner et Pavesi déclarent :

Nous avons examiné la matière provenant du paquet saisi ainsi que celle du petit bocal, et nous avons constaté :

Que la première est identique à celle que nous avons reçue de M. Klotz, représentant de la maison de commerce Siegle, à savoir que c'est un mélange de deux matières colorantes, appartenant au groupe dit tropéolina.

La seconde paraît semblable avec adjonction encore du safran, ainsi que cela résulte de l'odeur qu'elle présente directement, et d'une manière plus marquée si on la fait bouillir avec de l'eau.

L'une et l'autre ont été trouvées exemptes d'arsenic si elles sont examinées dans la quantité de cinq grammes chacune dans un appareil de Marsh, ainsi qu'il est prescrit pour l'Allemagne par le Bureau sanitaire impérial.

En vertu de ce résultat, nous considérons que la substance doit être considérée comme inoffensive si elle est employée pour colorer les substances alimentaires ou condiments, fondant notre jugement sur le fait que la loi allemande du 1er mai 1882, sur les matières colorantes à employer ou à proscrire pour la coloration des matières alimentaires, l'a permis, toujours exempte d'arsenic et d'autres métaux donnant du poison, et que, par conséquent, ces substances ont été, depuis plus de cinq ans, ouvertement employées à l'effet indiqué plus haut, sans produire aucun inconvénient, ainsi qu'il résulte de l'exposé des motifs et de la discussion de la toute récente loi pour l'empire allemand, du 5 juillet 1887, qui continue à la permettre.

Par contre, nous devons noter qu'en France l'usage de cette matière colorante, comme également l'usage de presque toutes les couleurs dérivant du goudron, est interdit par arrêtés préfectoraux, ordonnances du ministère de l'intérieur, en vertu d'un rapport du Comité consultatif d'hygiène de Paris, rédigé par le défunt chimiste A. Wurtz. Ce rapport fut rendu, non pour avoir eu des preuves sur l'effet nuisible des couleurs elles-mêmes, mais par défaut de preuves contraires pour toutes substances dont il s'agit. De fait, le rapport qui recommande de prohiber toutes les matières colorantes provenant du goudron dit :

« En l'absence d'expériences établissant l'inno-
« cuité de ces substances, on peut craindre que
« quelques-unes ne soient dangereuses ; en consé-
« quence, nous estimons que leur emploi pour la
« coloration des aliments ou condiments doit être
« interdit jnsqu'à nouvel ordre. »

Et à la suite de ce rapport de 1881, par lequel reste toujours interdite en France la matière colorante dont il s'agit pour la coloration des substances alimentaires, il est dit :

« Un certain nombre de matières colorantes
« dérivées des principes du goudron, de la houille,
« ne rentrent pas dans les catégories précédentes
« qu'on a cru devoir proscrire. Tels sont, par
« exemple, le violet de Paris, le vert-lumière, le
« bleu de diphénylamine, la coralline pure.

« Ces matières ne sont pas des dérivés de la
« fuchsine et ne renferment jamais de l'arsenic.
« Néanmoins on n'a pas cru devoir les ranger dé-
« finitivement au nombre des substances inoffensi-
« ves, leur mode d'action sur l'économie étant en-
« core inconnu. »

Nous résumant, nous considérons, au contraire, ces substances par nous examinées comme inoffensives, eu égard aux qualités nécessaires pour la coloration des substances alimentaires, pâtes, beurre, fromage et autres semblables.

Interpellés sur la quantité nécessaire, ils ont répondu : Nous ne pouvons donner un jugement précis sans expériences ; mais nous avons la conviction qu'un décigramme par kilogramme de pâte donne un produit trop coloré.

Finalement, nous sommes d'avis qu'à dose égale, le safran véritable ou ses dérivés, et non falsifié, est plus nuisible à la santé que l'azoflavine dont il s'agit dans ce procès.

Le professeur Manselice a déclaré verbalement et ensuite a dicté ce qui suit :

Que tant la matière extraite du paquet que celle du petit bocal se présentent privées d'arsenic, au moins sur les 5 grammes qui ont été placés pour l'expérience dans l'appareil Marsh et qu'il s'est produit un peu de chlorure de sodium. Au point de vue de l'impureté du produit colorant en question, il ne pourrait présenter aucun inconvénient de l'usage du même, bien qu'il ne partage pourtant pas l'opinion de la défense touchant l'absolue innocuité de la tropéolina, parce qu'il n'y a pas de données physiologiques suffisamment sûres et nombreuses qui le démontrent ; et du reste, à défaut de ces données, il s'appuie sur les ordonnances sanitaires de France, lesquelles, naturellement, sont dictées sur le rapport des savants d'une autorité incontestable.

L'avocat Camalupi dépose deux certificats de médecins étrangers légalement légalisés, prouvant les conséquences inoffensives qui en résultent pour les ouvriers employés à la fabrication de la matière.

Lu les actes de la cause,

Le ministère public demande le renvoi vis-à-vis de tous les accusés en ce qui concerne l'accusation portée contre eux, aux termes des articles 416 du Code pénal, 103, § 2, et 109, premier alinéa, et que l'application de l'art. 685, § 9, du Code pénal, soit faite à Mazzotti, seul condamné à quarante lires italiennes d'amende.

L'avocat Tamanti pour Mazzotti demande qu'il soit déclaré qu'il n'y a pas lieu à prononcer condamnation.

L'avocat Campi pour Klotz demande l'acquittement.

Les avocats Peregro et Camalupi s'associent, en ce qui concerne leurs clients, aux conclusions du ministère public.

Les accusés, à qui on donne la parole en dernier lieu, n'ont rien à ajouter.

Le préteur, séance tenante, prononce le jugement, disant qu'il n'y a pas lieu à condamnation à la charge des accusés pour le délit dont les mêmes sont accusés pour défaut de l'élément, objet constituant le délit lui-même, et qu'il n'y a pas lieu à condamnation également contre Mazzotti pour contravention à l'art. 685, § 9, du Code pénal, parce que cette contravention n'avait pas été constatée à son égard dans les formes et aux termes de la loi.

Clos à l'heure de six après midi, lu, approuvé et signé.

Signé: PAMBELLI, vice-préteur, et VAIDETTA, commis-greffier.

La présente copie est conforme à l'original et est délivrée sur réquisition écrite de Monsieur Gustave KLOTZ.

Milan, au greffe de la Royale préture urbaine, le 17 septembre 1887.

Pour le greffier :

Signé : MIGLIAVALLO, commis-greffier.

Vu ledit jour :

Le préteur urbain,

Signé : Dr BASI-ENNINIO.

Vu pour légalisation de la signature de M. le commis-greffier MIGLIAVALLO, de la préture urbaine :

Milan, le 19 septembre 1887.

Le Vice-Président :

Signé: C. ROFLU.

Signé : PRAPPRECI, commis-greffier.

Certifié conforme au texte original italien :

Lyon, le 29 septembre 1887.

Le traducteur interprète assermenté pour la langue italienne près la Mairie de la ville de Lyon :

Signé : François GARRONE.

Vu pour légalisation de la signature apposée ci-dessus par M. François GARRONE :

Lyon, le 29 septembre 1887.

Pour le Maire de Lyon :

L'*Adjoint délégué au 5ᵉ arrondissement,*

Signé : DESPEIGNES.

Suit le jugement qui prononce l'acquittement :

Au nom de Sa Majesté Humbert Iᵉʳ, par la grâce de Dieu et par la volonté de la nation, roi d'Italie.

Le préteur de la ville de Milan a prononcé la sentence suivante, dans la cause du ministère public,

Contre :

Premièrement, Mazzotti, Louis, fils de défunt Charles, âgé de quarante-deux ans, fabricant de pâtes, rue Garibaldi, 3 ;

Deuxièmement, Castelletti, Angelo, fils de défunt Louis, âgé de cinquante-deux ans, commerçant, rue Fieno, 3;

Troisièmement, Garampelli, Ferdinand, fils de défunt André, âgé de vingt-neuf ans, rue S.-M. Fulurina, 12;

Quatrièmement, Klotz, Gustave, âgé de quarante-six ans, représentant de maisons étrangères, rue Ste-Marie-Valle, 12.

Accusés :

Premièrement, Mazzotti, du délit porté à l'art. 416 du Code pénal, pour avoir, à Milan, dans l'année écoulée et dans l'année courante, mélangé pour coloration aux pâtes mises en vente dans son commerce, une matière contenant de la tropéolina, matière déclarée nuisible;

Deuxièmement, Castelletti, Garampelli et Klotz, de complicité, aux termes des articles 103, § 2, et 109, premier alinéa, pour avoir fourni les susdites matières, connaissant l'usage auquel elles étaient destinées.

Lu les articles, les actes, l'ordonnance de renvoi, entendu le ministère public, la défense et les accusés, qui les derniers ont eu la parole.

Attendu que la cause actuelle a été renvoyée devant cette préture urbaine pour le jugement y relatif, se basant plus que sur tout le reste sur l'expertise déposée aux actes du chimiste-professeur Jules Manselice, qui a été effectuée sur la poudre colorante que les agents municipaux ont saisie chez le fabricant de pâtes Mazzotti, et dont parle leur rapport existant dans les actes du dix mars mil huit cent quatre-vingt-sept ;

Attendu qu'aujourd'hui ayant eu lieu l'intervention du même professeur Jules Manselice, en sa qualité d'expert, appelé par le ministère public, le même professeur a dit être incomplets l'analyse et le rapport annexés faits par lui le vingt mai mil huit cent quatre-vingt-sept, et présentés au juge d'instruction, parce qu'alors il croyait que son mandat était seulement de voir si dans la poudre saise chez Mazzotti il était contenu de la tropéolina et quels effets, en général, pouvait avoir cette matière sur l'organisme humain ;

Attendu que, par suite de cette déclaration du professeur Manselice, il apparaît nécessaire que le même dise son opinion dans le cours de l'instruction, se basant plus sur les résultats académiques et scientifiques, relatifs à la matière qu'il avait à examiner, qu'à des constatations de fait certaines et positives concernant la même matière ;

Attendu que pour cela il a été reconnu indispensable, dans cette procédure, de remettre audit professeur Manselice ainsi qu'aux auteurs célèbres professeurs de chimie, MM. Pavesi et Koïner, une certaine partie de la substance saisie chez

Mazzotti et Klotz, afin que ceux-ci, compétents, constitués en collège d'expertise sous serment, puissent résoudre définitivement la question de savoir si cette matière est oui ou non nuisible à la santé humaine, soit à l'état dans lequel elle a été saisie, soit également à l'état de mélange avec une autre substance d'une nature constituant un comestible ;

Attendu que le résultat de cette dernière et très autorisée expertise a été, que dans la substance saisie chez Mazzotti et Klotz, ne sont pas contenus les éléments nuisibles pour la santé de l'homme, sauf naturellement ces préjudices indirects qui pourraient arriver à celui qui de ladite substance comme de toute autre quelconque en aurait absorbé une dose extraordinaire ;

Attendu que d'après cette déclaration des experts, dans les faits de l'espèce actuelle, le fait matériel de l'accusation tombe, mais à plus forte raison le dol qu'on voudrait attribuer aux accusés et sans lequel on ne pourrait faire l'application de l'art. 416 du Code pénal ci-dessus visé ;

Attendu, sur la demande faite aujourd'hui par le ministère public afin que Mazzotti seul soit retenu comme responsable de la contravention portée dans l'art. 68, § 9, du Code pénal, que quoique cet article, suivant l'opinion du juge, puisse être appliqué toutes les fois qu'une substance comestible se trouve altérée par d'autres substances étrangères n'ayant pas d'autre but que celui de les rendre plus appétissantes pour les acheteurs, les faisant figurer comme possédant des éléments adoptés par l'usage, et qui pourtant font complètement défaut, on doit cependant considérer que dans le cas particulier actuel, comme s'il s'agit d'une matière à contravention, il ne se trouverait pas dans les actes la constatation matérielle de la contravention, de la part des agents de l'autorité, puisque la poursuite a été faite sur les poudres saisies chez Mazzotti et Klotz et non sur les pâtes fabriquées par le premier de ceux-ci ou sur toute autre substance quelconque pouvant être mangée,

Vu par suite l'article 393 du Code de procédure pénale,

Juge

Qu'il n'y a pas lieu à procéder contre aucun des accusés actuels pour le délit reproché aux mêmes comme dessus, par défaut des éléments et de l'objet constituant le même délit;

Qu'il n'y a pas lieu non plus de procéder contre Mazzotti pour la contravention à l'article 685, § 9, du Code pénal, parce que ladite contravention n'a pas été constatée vis-à-vis de lui dans les moyens et aux termes prescrits par la loi.

Le paquet de poudres sera rendu à M. Klotz.

Milan, le 18 septembre 1887.

Signé : Paribelli, vice-préteur,
Varletta, commis-greffier.

Pour copie conforme à l'original délivrée à la requête de M. Gustave Klotz :

Milan, au greffe de la Royale prêture urbaine, le 26 août 1887.

Signé : ALLONCHIO.

Vu pour légalisation de la signature de M. Allonchio, greffier de la préture urbaine,

Milan, le 19 septembre 1887.

Le vice-président,
Signé : A. ROPA,
PROPURE, greffier.

Certifié conforme au texte original italien :

Lyon, le 29 septembre 1887.

Le traducteur interprète assermenté pour la langue italienne près la Mairie de la ville de Lyon.

Signé : François GARRONE.

Vu pour légalisation de la signature apposée d'autre part par M. François Garrone :

Lyon, le 20 septembre 1887,

Pour le maire de Lyon,
L'adjoint délégué au 5e arrondissement,
Signé : A. DESPEIGNES.

CHAPITRE VI

La loi française. — Les rapports de Ad. Wurtz. — Les progrès de la toxicologie. — La loi française doit être modifiée en raison des progrès de la science.

Il n'est pas sans importance d'étudier les dispositions légales adoptées en France, concernant l'usage des colorants, d'en apprécier les motifs, les origines et surtout la portée essentiellement contingente et relative.

En 1880, l'arrêté du 26 juin 1856, puis du 15 juin 1862, modifiant à peine le précédent, avaient force de loi. Le ministre consulta alors le Comité consultatif d'hygiène sur la demande formulée par quelques manufacturiers de livrer à la consommation, pour colorer les substances alimentaires autres que le vin, des colorants dérivés de la houille. Une commission fut nommée au sein du Comité, composée de MM. Girard, Bergeron, Amé, Wurtz, rapporteur.

Le premier devoir, nous devons le dire, de cette commission était de soumettre à une expérimentation physiologique méthodique les matières en litige. Du moment que les recherches chimiques avaient mis au jour les nouvelles substances tinctoriales, il était d'un esprit scientifique rigoureux d'expérimenter avant de se prononcer sur la nocuité ou l'innocuité.

L'éminent chimiste Wurtz, auquel la science doit de si remarquables travaux, a oublié cette fois ces règles indéniables qui doivent présider à tout travail scientifique.

Estimant sans doute que les matières colorantes inoffensives déjà tolérées étaient suffisantes pour répondre à tous les besoins industriels des confiseurs et des liquoristes, il a voulu abréger un travail qui eût nécessité plusieurs mois d'études et de recherches physiologiques multiples. Il s'est contenté de se prononcer *à priori* dans le sens de l'interdiction, sans prendre le temps de voir ni d'approfondir.

Nous avons trop de respect pour la rigueur scientifique habituelle de ce grand savant pour insister trop sur l'irrégularité et le danger de la méthode qu'il a suivi en cette circonstance.

Qu'en est-il résulté, en effet ?

C'est que, en dépit des rapports de M. Wurtz en 1880 et 1881, en dépit des nouveaux arrêtés préfectoraux confirmant les anciens, l'industrie a inondé le commerce de ces colorants que des expériences sommaires, mais déjà suffisantes, lui avaient démontré inoffensifs. Et je mets en fait qu'aujourd'hui les liquoristes et les confiseurs emploient constamment ces couleurs pour les bonbons et les liqueurs de fantaisie.

N'avions-nous pas raison de dire en pleine Académie de médecine avec mon collègue, le professeur Lépine (séance du 27 avril 1886) :

« Il vaudrait mieux classer définitivement les colorants de la houille au point de vue de la nocuité, tolérer les unes et interdire les autres, que d'être exposé à subir les conséquences de la fantaisie d'industriels qui introduisent dans l'alimentation, sans contrôle scientifique aucun, n'importe quel produit.

« La justice aurait plus de force également pour frapper les colorations délictueuses. Un système prohibitif absolu a le grand tort de faire croire à la confusion possible entre tous ces colorants, lorsque la science démontre qu'ils doivent être essentiellement distingués. Confondre tous les rouges entre eux, au point de vue des propriétés toxiques, c'est comme si l'on voulait confondre tous les alcaloïdes végétaux sous prétexte qu'ils sont tous blancs et cristallisés. »

Nous avons la satisfaction, mes collègues Arloing, Lépine et moi, d'avoir fait œuvre utile en classant ces couleurs, en montrant que l'interdiction que Wurtz réclamait par mesure de prudence, sinon avec démonstration scientifique, demandait à être levée pour un grand nombre de ces produits.

Nos conclusions ont obtenu gain de cause en Allemagne avec la sanction d'Hoffmann et de Virchow.

En France, elles seront l'occasion d'une revision prochaine de la liste des colorants nuisibles et des colorants inoffensifs.

Nous avons consulté deux des maîtres éminents du Comité consultatif d'hygiène, les professeurs A. Gautier et Riche, qui ont donné leur pleine approbation à nos expériences (1). Tous les membres du Comité consultatif se seraient prononcés dans le même sens devant des résultats d'expérimentation si concluants.

D'ailleurs, soyons juste envers Ad. Wurtz : il a eu le sage bon sens de ne pas trop préjuger de l'avenir des découvertes dans ses rapports.

Parlant de ces couleurs dérivées de la houille, il dit :

« En l'absence d'expériences établissant l'innocuité de ces substances, on peut craindre que quelques-unes ne soient dangereuses ; en conséquence, nous estimons que leur emploi pour la coloration des aliments ou condiments doit être interdit *jusqu'à nouvel ordre.* »

(1) Voir page 136.

Plus loin, l'éminent chimiste n'ajoute-t-il pas en note dans son rapport de 1881, p. 308 :

« Un certain nombre de matières colorantes dérivées des principes retirés du goudron de houille ne rentrent pas dans les catégories qu'on a cru devoir proscrire.

« Telles sont, par exemple, le violet de Paris, le vert lumière, le bleu de diphénylamine, la coralline pure (aurine, acide rosolique).

« Ces matières ne renferment jamais d'arsenic.

« Néanmoins on n'a pas cru devoir les ranger définitivement au nombre les substances inoffensives, leur mode d'action sur l'économie étant encore inconnu. »

On le voit, M. Wurtz laissait la porte ouverte aux investigations et à l'expérimentation physiologique.

Nous venons de montrer en quelques lignes les origines des arrêtés préfectoraux, et de faire ressortir leur peu de fondement, et leur nature revisable à courte échéance.

Nous avons tenu à inviter nos collègues de Paris et de Lyon à dire leur sentiment sur la question, à l'occasion des débats si graves qui s'agitent.

C'est ainsi que nous avons obtenu une consultation de MM. les professeurs A. Gautier et Riche, de l'Académie de médecine de Paris, puis une consultation de MM. les professeurs Arloing et Lépine, de la Faculté de médecine de Lyon, concernant l'innocuité des colorants incriminés (1).

I

Consultation relative à l'emploi et aux effets des matières colorantes artificielles ajoutées aux substances alimentaires, par MM. A. Gautier, professeur à la Faculté de médecine de Paris, membre de l'Académie de médecine; A. Riche, professeur à l'École supérieure de pharmacie de Paris, membre de l'Académie de médecine (2).

Les observations récentes les mieux contrôlées, relatives à l'action qu'exercent sur l'économie les matières colorantes artificielles qui dérivent de la houille, permettent de considérer un grand nombre de ces substances comme n'étant pas toxiques et souvent comme n'étant pas plus nuisibles que beaucoup de substances colorantes naturelles,

(1) L'original authentique de ces consultations est au dossier de l'affaire.

(2) Ces deux savants maîtres font partie du Comité consultatif d'hygiène de France lequel sera appelé à se prononcer bientôt sur le caractère insuffisant de l'ordonnance de police du 21 mai 1885, concernant les colorants nuisibles ou inoffensifs. L'opinion de deux des membres les plus compétents de ce Comité, indique déjà dans quel sens s'opèrera ce travail de révision.

telles que cochenille, orseille, curcuma, alizarine, réputées inoffensives.

Notre opinion est fondée :

1° Sur les expériences de MM. Bergeron et G. Clouet (*Annales d'hygiène et de médecine légale* pour 1876, p. 183), qui ont fait absorber aux animaux de grandes quantités de fuchsine sans produire sur eux d'effets nuisibles ; et même sur les expériences de contrôle de leurs contradicteurs MM. Ritter et Feltz, qui n'ont pu établir nettement l'action nocive de ces substances, entre autres l'albuminurie passagère ;

2° Sur les recherches très démonstratives de MM. Lépine, Cazeneuve et Arloing, professeurs à Lyon, recherches faites spécialement en vue d'étudier les effets de la fuchsine sulfoconjuguée et d'un certain nombre de colorants azoïques sulfonés tels que : rouge de Bordeaux B ou rouge solide B, rouge de roccelline, jaune solide, bleu solide, vert acide ;

3° Sur les expériences de contrôle faites au laboratoire d'hygiène publique de Berlin, où ces substances ont été reconnues inoffensives, particulièrement les sulfoconjugués de la fuchsine, substances qui ont été acceptées pour la coloration des produits de fantaisie : bonbons, liqueurs, etc., par la loi récente du 5 juillet 1887.

Nous regardons, en conséquence, la fuchsine et

ses dérivés : méthylés, éthylés, phénylés et sulfonés ainsi que les dérivés azoïques suivants : jaune solide, rouge de roccelline, rouge Bordeaux B, ponceau R, orangé n° 1, bleu solide ou bleu Coupier (cités au mémoire de MM. S. Arloing et Cazeneuve, *Archives de physiologie* de mai 1887), comme inoffensifs à minimes doses, au même titre que les matières colorantes naturelles plus haut citées.

Il est bien entendu que cette conclusion ne saurait s'appliquer à la généralité des matières colorantes dérivées de la houille, parmi lesquelles on rencontre des substances notoirement toxiques ou nuisibles, telles que le diazobenzol, les nitronaphtols et en général les dérivés nitrés non sulfonés, mais qu'elle s'applique seulement et d'une manière précise à celles qui ont été reconnues inoffensives par les expériences et contrôles ci-dessus visés.

Il s'ensuit qu'aucune matière colorante ne saurait être acceptée comme complètement inoffensive si elle contient des impuretés non définies en quantité nuisible, à plus forte raison si elle est souillée de corps notoirement toxiques tels que arsenic, mercure, etc., quelquefois employés dans leur préparation.

Nous pensons, en outre, qu'on ne saurait approuver l'usage des colorants artificiels même reconnus inoffensifs par les expériences de laboratoire lorsqu'il s'agit de les introduire dans les aliments journaliers, l'innocuité de ces substances ne pouvant résulter que d'observations contrôlées par le temps (1).

D'ailleurs, sans que nous ayons à développer ici cette opinion, nous pensons formellement qu'on ne saurait approuver l'introduction dans les vins et autres aliments habituels de matières colorantes, naturelles ou artificielles, même reconnues absolument inoffensives.

L'usage des colorants azoïques pour colorer les bonbons, sirops, liqueurs, etc., a été spécialement prohibé par ordonnance de police du 21 mai 1885.

Nous croyons qu'il y aurait lieu de modifier cette ordonnance en ce qui concerne l'emploi de

(1) Ces réserves toxicologiques ne sont plus justifiées aujourd'hui. Le contrôle du temps précisément réclamé par nos honorables collègues existe et l'innocuité de la consommation quotidienne, aux doses où ces colorants peuvent se concentrer même dans les vins, se trouve démontrée. Nous l'avons dit et répété : ce caractère d'innocuité explique les quantités de ces vins consommés, sans qu'aucun accident même minime se soit manifesté. Un vin coloré par ces colorants comme par la cochenille, l'orseille, etc., est une fraude coupable que nous comdamnons, mais elle ne peut être envisagée comme nuisible, *au vrai sens positif du mot*. Nous renvoyons aux conclusions de notre mémoire. (Note de M. le professeur Cazeneuve.)

ces matières pour la coloration des pastillages, sucreries et autres préparations analogues.

Il ne saurait être douteux que la plupart des matières colorantes susnommées ne soient, dans ces conditions d'emploi très restreint, absolument inoffensives.

PARIS, le 2 Novembre 1887.

Signé : A. GAUTIER et A. RICHE.

II

Consultation relative à l'emploi et aux effets des matières colorantes artificielles ajoutées aux substances alimentaires, par MM. ARLOING, directeur de l'Ecole vétérinaire, professeur de physiologie à la Faculté de médecine et LÉPINE, professeur à la Faculté de médecine, membre correspondant de l'Institut.

Des expériences faites sur un grand nombre d'animaux, et notamment sur plus de vingt chiens, par l'un et l'autre dés soussignés en collaboration avec le professeur Cazeneuve, et d'observations recueillies chez l'homme sain et malade par l'un de nous, il résulte que les substances colorantes dites *sulfo conjuguées de la fuchsine, rouge Bordeaux B, bleu solide et jaune solide* ne possèdent aucune des propriétés toxiques qu'à *priori* on eût pu leur attribuer. En effet, nous avons fait ingérer à des animaux, pendant une période de quatre mois consécutifs, une dose de ces substances équivalant pour l'homme à 6-8 grammes par jour et nous n'avons pu, malgré une observation très attentive, constater chez eux aucun phénomène morbide : leur appétit a toujours été bon, leur croissance normale. Ces animaux, sacrifiés après la période d'expérience sus-indiquée, avaient tous leurs organes sains, notamment ceux que l'on sait être le plus éprouvés par les poisons.

D'autre part, plusieurs sujets sains et malades (notamment des albuminuriques) ont été soumis à l'administration de ces colorants. On sait que la fuchsine a été préconisée et l'est encore dans le traitement de l'albuminurie ; or, une dose d'un gramme par jour ne leur a fait éprouver rien d'anormal. Il est à noter que l'expérience a été suffisamment prolongée et que l'attention des malades était attirée sur leurs sensations non seulement par le médecin, mais par la coloration un peu étrange de leurs fèces. Ces faits établissent à nos yeux d'une manière péremptoire l'innocuité des colorants susdits, que l'on peut considérer à dose égale comme plus inoffensifs que la plupart des sels contenus dans le vin normal et dans le bouillon.

Lyon, le 2 novembre 1887.

Signé : Lépine, Arloing.

CHAPITRE VII

Rapport de l'expert de l'accusation. — Critiques de ce rapport.

Nous allons présenter textuellement le passage du rapport de l'expert de l'accusation, concernant la nocuité de ces colorants. Nous le ferons suivre de nos critiques.

I

Extrait du rapport de l'expert d'accusation

A la question de savoir si le vin saisi dans l'espèce est falsifié avec une substance nuisible à la santé, nous répondrons avec quelque détail, parce que nous avons entendu soutenir un instant, devant le Tribunal, les opinions les plus contradictoires.

Ainsi on a cru pouvoir, a priori, faire innocenter les colorants qui nous occupent et d'autres de même origine, en soutenant, d'après des expériences nouvelles. que ces produits n'étaient pas toxiques.

C'était répondre à côté de la question, car toxique veut dire poison, élément qui tue ou peut tuer; or, il ne s'agit pas ici d'empoisonnement, de tentative de meurtre ni d'appel devant la Cour d'assises, mais de caractère de nocuité ; et en effet, dans la circulaire visée qui interdit l'emploi des colorants avec appel à la sévérité des parquets, on lit : « Lorsque la coloration a eu lieu avec des « substances pouvant avoir à un degré quelconque, « une action nuisible. »

Et dans les considérants on trouve cette extension exprimée « ayant donné à la mixture des pro- « priétés nuisibles à la santé. »

(DUFAURE circulaire ministérielle).

Là est donc le principe restreint, mais sérieux, qui régit la matière.

Cette décision a été prise par le gouvernement, après consultation demandée au Comité d'hygiène publique de France qui, par l'organe de M. J. Bergeron, rapporteur de la Commission, a répondu que les expériences faites avaient mis *hors de doute* les propriétés nocives de la fuchsine, et qu'à la question des faibles doses, il y avait lieu de signaler le danger de l'usage continu.

Le rapport dont il s'agit, très complet, prévoyait alors (1877) l'inanité d'expériences nouvelles non imposables à des hommes et insignifiantes ou peu praticables sur des animaux, dans les conditions voulues. C'est pourtant ce qui a été tenté sur des chiens et des malades dans le but de démontrer que quelques-uns de ces colorants dérivés de la houille ne sont pas *toxiques*, ce qui ne pouvait exclure le caractère nuisible de substances, en définitive. irritantes, indigestes.

De là une équivoque sur laquelle a roulé péniblement une partie des débat, et une prétention vaine de parité entre l'homme qui s'attendait, trouver dans le vin un aliment tonique et réparateur, entre le malheureux débilité par le travail et les privations à qui on délivre un vin falsifié, nauséabond, purgatif ou fatiguant les reins et des chiens qui, journellement, mangent toutes sortes d'ordures, de charognes ptomaïnées, sans paraître pour cela se moins bien porter.

Or, en conséquence des consultations prises à bonne source, et en présence des faits graves révélés par les tribunaux, des arrêtés d'interdiction ont été pris contre la fuchsine et les colorants ou dérivés analogues, en Juin 1881, arrêtés invoquant les lois du 27 Mars 1851 et 1855.

Le rapport de la commission cité plus haut et composée de MM. Wurtz, Bergeron, etc., signale ainsi la nature des troubles observés :

« Malaises analogues à ceux qui marquent les « débuts d'une migraine, lourdeur de tête, légers « embarras, coloration des urines, congestion

« buccale, pulmonaire, rénale, avec albuminurie, « diarrhées, accidents nerveux. »

Comment expliquons-nous les différents degrés ou modes de l'action nuisible?

a) Par la substitution de matières insignifiantes à des matières nutritives, augmentant sans profit le volume et l'inertie de la chose, et donnant au mélange le caractère de *nocuité négative.*

C'est là le cas le plus anodin de la falsification, mais ce n'est là que le point de départ de fraudes plus graves.

b) Par *dommage positif* plus ou moins indirect; car, après l'avilissement du vin par le mouillage, ou autres additions incolores, piquettes, etc..., on fait intervenir un des colorants qui nous occupent ou tel autre dérivé de la houille. Or, ces colorants décomposent les mélanges à réhausser ; un trouble se manifeste et les deux colorants, naturel et artificiel, s'entraînent dans un dépôt plus ou moins boueux.

Le vin ainsi culbuté est en grande partie décoloré ; il prend alors un goût de pourri, une saveur astringente, cuprique, et ne saurait âtre alors qu'un aliment corrompu, écœurant, indigeste.

D'autres fois, le vin semble s'être conservé, mais aussitôt débouché il se trouble et dépose.

c) Nous devons ajouter à ces deux cas de nocuité celui qui résulte de l'action de ces vins bien avant leur décomposition; ce sera le troisième ordre sous le nom de *nocuité directe.*

En effet, comment commence l'instruction de ces affaires, aujourd'hui si nombreuses?

Dans la plupart des cas, on vient dans les laboratoires municipaux et autres demander l'analyse des vins ayant donné lieu à différents malaises: crampes d'estomac, coliques, vomissements, urines colorées, etc. C'est ainsi que sont venues à l'instruction différentes affaires, à la suite de plaintes émanant de personnes rendues malades par l'usage de vins artificiellement colorés. (Voir les affaires Laniel, Crouzat, Guide, Vermide et Sauvageat).

Est-il nécessaire d'ajouter qu'au point de vue des relations commerciales, c'est un moyen de concurrence des plus déloyaux, qui ruine le marchand honnête et lui fait adresser, s'il maintient ses prix, l'épithète méritée par ses concurrents moins scrupuleux?

Comme relations plus étendues, internationales, enfin, ce commerce frauduleux et dangereux à la fois, est une honte pour notre pays.

Mais de quelle espèce s'agit-il dans le cas qui nous occupe?

Nous avons à le rappeler :

Ce n'est plus, il est vrai, de fuchsine proprement dite, dont la recherche tant de fois provoquée avait été facilitée par des procédés mis à la portée de tout le monde, mais c'est d'un dérivé immédiat de cette même fuchsine qui a subi un traitement sulfurique et ne se révèle plus que difficilement à l'intervention des réactifs.

C'est même cette considération qui a fait son succès auprès des falsificateurs. Elle est très dissemblable d'une usine à l'autre, et souvent impure, car on y retrouve tantôt de la fuchsine non conjuguée, tantôt de l'arsenic, attendu que l'on fait encore de la fuchsine arsenicale, et que l'on extrait aussi des fuchsines inférieures des eaux-mères les plus complexes, soit pour des transformations, soit pour l'industrie.

Ce sulfo, en définitive, a été formellement atteint, comme dérivé de fuchsine, par l'arrêté d'interdiction signalé plus haut.

Le rouge de Bordeaux, que nous avons également trouvé introduit dans les vins qui nous occupent, n'est pas moins réputé très dangereux, car c'est un des diazoïques incriminés par M. Gautier.

L'auteur, en effet, dans la quatrième édition de son livre : *Sophistication des vins*, page 221, ajoute :

« Si les vins fuchsinés doivent être repoussés de « la consommation, on doit, à plus forte raison « encore, craindre ceux qui ont reçu des matières « azoïques ; elles sont toutes dangereuses, et les « corps dont elles dérivent et qu'elles contiennent

« souvent en quantité appréciable, sous forme « d'impureté, sont généralement toxiques ». (1)

L'exposé général ci-dessus a non seulement eu pour objet de démontrer que la défense avait été impuissante à faire la preuve de l'innocuité absolue des colorants en cause, défense cantonnée dans la question latérale de non toxicité, mais encore ce chapitre, conduisant à l'affirmation de la circonstance aggravante de la falsification par caractère nuisible, engage l'expert à condenser, en terminant ses dires, par le rappel succinct des motifs sur lesquels reposent les questions de nocuité :

1° *Arrêté d'interdiction* motivé en ce qui regarde l'addition de ces colorants aux boissons ou denrées alimentaires ;

2° *Réputation de nocivité* reposant : 1° sur des expériences premières des plus défavorables ; 2° sur une consultation du Comité d'hygiène publique de France ; 3° sur des assimilations ultérieures comme produits dérivés immédiats de la fuchsine ou d'autres espèces dangereuses, également extraites

(1) On a vu plus haut page 132 que M. le professeur Gautier ne visait nullement dans cette phrase les azoïques sulfoconjugués inconnus à cette époque dans leurs propriétés toxicologiques. Le progrès de la science et en particulier les expériences lyonnaises lui ont permis de se prononcer sur cette nouvelle question. (Note de M. Cazeneuve.)

de la houille ; 4° sur des faits, enfin, de condamnations prononcées par les tribunaux ;

3° *Déductions de nocuité* tirées de l'aléa d'impureté de ces colorants, qui peuvent retenir des éléments vénéneux ayant servi à leur fabrication, variables, suivant les usines ou procédés de fabrication ;

4° *Coloration des aliments* des urines et teinture des organes digestifs ;

5° *Entraves* apportées à des phénomènes de digestion artificielle et de développement physiologique, même sur la végétation ;

6° *Altération des propriétés nutritives*, réparatrices, du vin par substitution et par corruption de produits alimentaires devenus plus indigestes ;

7° *Nuisibles* plus encore parce que ces colorants, associés, dans la falsification qu'ils ont pour objet de masquer et qu'ils favorisent, à des vins blancs dépréciés plus enivrants, à des piquettes provoquant la flatulence, ils n'ont sur eux qu'une action corruptrice plus façile ;

8° *Nuisibles* de suite ou à brève ou à longue échéance, même à doses faibles, par l'usage continu ;

9° *Nuisibles*, enfin, très fâcheusement encore parce que, s'il y a tolérance chez des adultes robustes, il n'en est pas de même sur la minorité considérable et intéressante des travailleurs débilités, des dyspeptiques, des femmes, des enfants, des vieillards ;

10° *Considérés comme tels* parce que, malgré les expériences invoquées comme contraires par leurs auteurs, l'on n'a pu, non seulement démontrer l'absence absolue de tout caractère de nocuité, mais encore ces controverses ont été jugées par leurs contradictions, et finalement, suivies d'acquiescement en ce qui touche l'application à l'espèce de l'expression *nuisible*, employée par la circulaire ministérielle ;

11° Cette expression nuisible a été enfin justifiée par l'expert en trois considérants : *a*) toujours par suppression du bien ; *b*) souvent par altération du bien ; *c*) quelquefois par la vénénosité plus ou moins immédiate.

12° En d'autres termes, quand la toxicité n'existe pas, c'est la nocivité qui subsiste, à ce point qu'on ne sait où prendre l'exception, où découvrir la sécurité absolue que l'on est en droit d'exiger rigoureusement, dans tous les cas, pour la protection de la santé.

Par ces motifs, le danger de ces colorants et d'autres aux mêmes titres est la règle : la prudence exprimée par la répression commune doit être la loi.

Il ne saurait donc y avoir aucune divergence sérieuse au point de vue de l'hygiène.

II

Critiques du rapport de l'expert de l'accusation.

Nous n'analyserons pas *in extenso* le rapport de l'expert de l'accusation. Nous nous bornerons à critiquer les considérations qui ont trait à la nocuité de ces couleurs incriminées, et que nous venons de reproduire :

« *On a cru pouvoir faire innocenter les colorants qui nous occupent et d'autres de même origine,* dit l'expert, *en soutenant, d'après des expériences nouvelles, que ces produits n'étaient pas toxiques.*

« *C'était répondre à côté de la question ; car toxique veut dire poison, élément qui tue ou peut tuer ; or, il ne s'agit pas ici d'empoisonnement, de tentative de meurtre, ni d'appel devant la Cour d'assises, mais de caractère de nocuité ; et, en effet, dans la circulaire visée qui interdit l'emploi des colorants, avec appel à la sévérité des parquets, on lit : « Lors-« que la coloration a eu lieu avec des substances « pouvant avoir à un degré quelconque une action « nuisible.* »

« *Là est donc le principe restreint, mais sérieux, qui régit la matière.* »

Dans les premiers rapports que l'honorable expert a adressés à la justice sur ces colorations artificielles, à l'occasion d'autres procès, nous avons parfaitement souvenance qu'il regardait les couleurs de la houille et en particulier les azoïques comme très dangereux, c'est-à-dire comme des toxiques.

Nos expériences en collaboration avec les professeurs Lépine et Arloing ont modifié cette manière de voir rigoureuse de l'honorable expert. Nous nous en louons.

Aujourd'hui, la question de *toxicité* n'est plus soulevée, mais simplement la question de *nocuité*. Or, je le demande, comment peut-on admettre la nocuité sans la toxicité ? Un corps nuisible est toujours toxique à certaine dose, et inversement un corps toxique peut être simplement nuisible administré à des doses faibles.

Or, l'expérience prouve qu'administrés par le tube digestif à des doses même très élevées ils ne sont pas toxiques ; comment donc admettre qu'ils peuvent être nuisibles aux doses infinitésimales que l'on rencontre dans les vins ?

Les quelques milligrammes de sulfoconjugué de la fuchsine ou de rouge Bordeaux rencontrés dans les vins ont-ils jamais déterminé un seul accident, même de nature bénigne ?

Je ferai remarquer qu'il s'agit ici de deux colorants bien déterminés, bien définis chimiquement,

— Nous laissons de côté le jaune solide et le bleu solide mêlés aux deux couleurs précédentes, en quantité tellement faible que leur nocuité ne peut être invoquée. — Il ne s'agit nullement donc de fuchsine arsenicale, de résidus infects d'usines de matières colorantes. Il est question de magnifiques produits chimiques, privés de toute trace de métaux toxiques, arsenic, mercure, étain, etc.

Eh bien, je le demande, est-il une seule observation médicale sérieuse incriminant ces colorants?

L'expert prétend que la plupart des poursuites ont commencé par les révélations des consommateurs qui se sont plaints au Laboratoire municipal. S'agit-il de ces colorants ou d'autres? l'expert ne le dit pas. Ne s'agit-il pas d'autres matières toutes différentes qui étaient enfermées dans ces vins, telles qu'un excès de plâtre, ou d'acide, ou d'alun? L'expert ne le dit pas non plus. D'ailleurs, quel est le médecin qui a constaté les malaises? On n'a pas une signature à produire.

Il est regrettable que de telles assertions si vagues soient apportées à propos d'un cas déterminé qui réclamerait d'être jugé avec des faits précis authentiques et non avec des considérations toutes sentimentales.

Doutera-t-on que des milliers d'hectolitres de vin, colorés par le sulfoconjugué de la fuchsine ont été consommés pendant des mois par le public, en présence des saisies si nombreuses qui ont eu lieu à Lyon pendant un an? Or, de véritables épidémies auraient surgi qui n'auraient pu échapper au corps médical, si ces colorants avaient dû déterminer le moindre accident.

Est-ce à dire que la population ne se serait pas mieux trouvée de la consommation de vin naturel?

La réponse n'est pas douteuse. Le vin de raisins secs n'aura jamais les qualités d'un bon Bordeaux comme un lait mouillé n'a pas les qualités d'un lait pur de vache bien portante et bien nourrie. Mais on ne peut dire que ce vin est nuisible, à moins d'ajouter le mot *négativement*, comme nous l'avons nous-même souvent dit, ce qui veut dire que ce vin fait moins de bien qu'un bon vin, mais qu'il ne fait pas de mal.

Mais on remarquera ici que c'est le fraudeur seul qui est coupable, qui substitue du vin artificiel à du vin naturel.

Colorez, en effet, un bon vin avec un peu des couleurs incriminées, j'affirme que vous n'enlèverez à ce vin aucune de ses qualités. C'est là une pratique inutile qui ne sera jamais utilisée, mais je cite le fait pour faire comprendre mieux ma pensée sur l'*innocuité effective* de ces colorants et sur ce que j'entends par *nocuité négative.*

Non, les couleurs incriminées ne sont pas nuisibles au vrai sens du mot. Qu'on se reporte à nos observations cliniques publiées avec le professeur Lépine. Nous avons donné à des brigthtiques dans un but thérapeutique, pensant irriter les reins et les guérir, des doses cent fois plus fortes que celles que l'homme sain peut être jamais appelé à ingérer en buvant un vin coloré. Nous avons obtenu un effet absolument négatif, tellement ces couleurs sont inertes et dépourvues en quelques sorte de qualités physiologiques, si je puis m'exprimer ainsi.

L'honorable expert de l'accusation prétend plus loin que le *Comité d'hygiène publique de France consulté par le gouvernement a répondu, par l'organe de M. Bergeron, rapporteur, que les expériences faites avaient mis hors de doute les propriétés nocives de la fuchsine, et qu'à la question de faibles doses, il y avait lieu de signaler le danger de l'usage continu.* »

Nous ferons remarquer à ce propos qu'il ne s'agit pas de la fuchsine dans le procès actuel, il s'agit de sulfoconjugué de la fuchsine, produit plus différent même, comme propriétés, de la fuchsine elle-même que la soude du sulfate de soude. Il s'agit encore du rouge Bordeaux et du jaune solide dans le procès actuel, qui sont des produits absolument différents de la fuchsine comme constitution chimique et comme procédé de fabrication.

La citation ne s'applique donc nullement au cas

actuel. De plus, elle est inexacte. M. Bergeron a répondu nettement dans son rapport à M. le Ministre que le Comité consultatif d'hygiène n'était pas outillé et organisé pour faire des expériences sur l'action de la fuchsine, qu'il fallait s'adresser au Collège de France ou à la Faculté de médecine.

On ne peut donc invoquer l'opinion de M. Bergeron, qui n'a pratiqué aucune expérience non plus que ses collaborateurs faisant partie de la Commission.

Ces savants, on peut s'en rendre compte en lisant in *extenso* leur rapport, avaient un but bien défini, celui de prévenir les falsifications suspectes et dangereuses, et tous les hygiénistes seront d'accord avec eux pour faire campagne contre la fraude, quelle qu'elle soit.

Encore une fois leurs déclarations n'ont aucun rapport immédiat avec la question agitée dans ce procès.

L'expert de l'accusation fait quelques allusions critiques aux expériences pratiquées pour résoudre le problème de la nocuité ou de l'innocuité desdits colorants. Nous ne nous dissimulons pas que l'honorable chimiste vise spécialement les expériences que j'ai présentées avec mes savants collègues Lépine et Arloing à l'Institut, à l'Académie de médecine et ailleurs, expériences qu'on nous a fait l'honneur de reproduire partout à l'étranger.

Nous ferons l'honneur à notre honorable contradicteur de lui prêter trop d'esprit et surtout trop d'esprit scientifique pour nous arrêter à ses doutes et à ses réserves. Comment ces doutes et ces réserves n'ont-ils d'ailleurs jamais été formulés par l'honorable expert dans aucune Société scientifique médicale?

Pourquoi l'honorable expert conserve-t-il pour le prétoire toutes ses invectives contre la nocuité de ces colorants, sans que jamais il n'ait fait une seule communication devant une Société médicale même lyonnaise ?

L'honorable expert sait trop bien qu'on ne peut répondre aux expériences que par des expériences, et c'est ainsi qu'il n'a jamais abordé cette question devant la Société de médecine de Lyon par exemple, où cependant ses communications sont souvent appréciées.

L'expert de l'accusation sait d'ailleurs, comme nous, que la thérapeutique, qui fait des progrès si rapides, et la toxicologie reposent entièrement sur des expériences de cette nature, c'est-à-dire pratiquées chez les animaux supérieurs. D'ailleurs, par un scrupule scientifique qu'on approuvera, nos expériences ont été pratiquées chez l'homme lui-même.

Et c'est après avoir émis des doutes sur des faits

ainsi probants que l'honorable expert parle dans son rapport de digestions artificielles *in vitro* que tel colorant de la houille entraverait, qu'il parle d'action nuisible sur les végétaux. Comment? Vous n'admettez pas que l'on conclue de l'homme à l'homme, comme il nous est arrivé à la suite de nos observations cliniques, et vous osez conclure d'un ballon de laboratoire à l'estomac humain, vous osez conclure de la betterave et de la chicorée sauvage à l'homme lui-même!

C'est le renversement des conditions expérimentales établies par la science moderne. Nous ne ferons pas d'ailleurs l'injure à l'expert de l'accusation de nous arrêter longtemps à de pareilles expériences qui ne sont rien moins que prouvées d'abord, et qui dans l'espèce ont un caractère absolument drôle et fantaisiste.

L'honorable expert parle également de l'action détériorante du colorant à l'égard du vin. Nous déclarons que cette question n'a rien à voir avec la nocuité du colorant.

Tout d'abord, comme l'a si bien démontré M. Pasteur, le vin se détériore par suite du développement de microorganismes.

De plus, des expériences personnelles que nous avons entreprises sur la question et que nous avons publiées dans le *Journal de pharmacie et de chimie* (1) ont prouvé que les colorants de la houille et spécialement les colorants incriminés ni n'entravaient, ni ne hâtaient la détérioration du vin, absolument indépendante de la coloration artificielle.

Il y a donc là une erreur de fait de la part de l'honorable expert (2).

L'expert de l'accusation traite également en passant la question des impuretés que peuvent renfermer les couleurs du goudron de houille.

Cette dissertation me semble à côté de la question. Les colorants incriminés que l'expert a analysés, qui font l'objet du procès, renferment-ils oui ou non des impuretés dangereuses ? Voilà l'objet de la discussion qui doit porter un point déterminé et précis, et non pas sur les impuretés possibles, éventuelles qui n'intéressent nullement le débat actuel.

L'expert en fait d'impuretés a trouvé du sel marin qui est une substance alimentaire, et un peu de

(1) Voir *Journal de pharmacie et de chimie*, 5e série, tome XV, 15 janvier 1887, p. 65.

(2) J'ai cru un temps moi-même à priori que les colorants incriminés altéraient le vin par eux-mêmes. J'ai du expérimenter pour cette question là comme pour la question de nocuité, afin de renseigner la justice avec des faits à l'appui, n'aimant pas me contenter dans ces graves débats d'hypothèses et de phrases. J'ai publié *loc. cit.* mes observations.

sulfate de soude substance inoffensive. Ce sont les seules impuretés trouvées.

L'honorable expert dans son résumé dit ensuite que les urines sont colorées ainsi que les organes digestifs. Il voit dans ces caractères une preuve de nocuité.

D'abord le fait avancé est partiellement erroné. Quand on prend de très fortes doses de colorant, les urines sont légèrement teintées. Que prouve ce caractère ? Tout simplement que, en prenant une forte dose de colorant, plusieurs grammes à la fois par exemple, une partie n'est pas comburée par l'économie et s'élimine en nature par les reins, fait absolument normal et physiologique. Quant à croire que les organes digestifs sont teintés, c'est là absolument une erreur. On voit que l'expert n'a jamais autopsié un animal en cours d'expérience, après ingestion de fortes doses de colorant, même pendant des mois.

Une autre preuve, pour l'expert, de la nocuité des colorants est leur interdiction légale. Nous ferons remarquer que cette interdiction repose sur les rapports de M. Wurtz. Or, nous avons discuté suffisamment la véritable portée de ces rapports dans le chapitre sur la loi française concernant les colorants. (1)

(1) Voir page 127.

En résumé, toutes les considérations de l'honorable expert sur la nocuité des colorants incriminés sont des considérations qui seraient à leur place — en supprimant les erreurs de fait, — dans un cours d'hygiène sur les falsifications dangereuses.

Elles ne répondent pas d'une façon scientifique, exacte et véridique à la question posée. Elles ne résolvent pas une question de fait concernant le mélange de couleurs saisi.

Ls rapport de l'expert de l'accusation, on peut le dire est une dissertation d'hygiène qui semble s'appliquer à tous les produits chimiques en général très toxique, très nuisibles ou peu nuisibles, que des fraudeurs imprudents peuvent introduire dans nos aliments. Il ne porte point sur l'objet précis du débat.

Le mélange de sulfoconjugué de la fuchsine, de rouge solide, de jaune solide et de bleu solide saisi au préjudice de la maison *la Badisch anilin* est-il toxique ou non nuisible, s'il sert à colorer des denrées alimentaires, bonbons, liqueurs, vins, vinaigres, etc. ? Voilà la question dans toute sa simplicité. On ne peut et on ne doit répondre que par des faits et des expériences, et non par des objections de sentiment.

C'est ainsi que nous avons déclaré que ces colorants étaient inoffensifs. Les fraudeurs qui les emploient pour les vins sont condamnables, mais ils doivent être condamnés comme fraudeurs mais non comme auteurs de manipulations ayant du par le fait de l'emploi de ces colorants déterminer des accidents digestifs ou autres tant minimes soient-ils.

CONCLUSIONS

Nous résumons en quelques lignes nos conclusions sur les propriétés toxicologiques et hygiéniques des colorants incriminés dans l'affaire la *B. anilin* et *Soda Fabrik*.

1° Les colorants de la houille, le sulfoconjugué de la fuchsine, le rouge solide ou Bordeaux B, le jaune solide, le bleu solide ne sont pas vénéneux.

2° Ils ne peuvent pas être nuisibles aux doses auxquelles on peut les rencontrer dans les denrées alimentaires ou les boissons.

Au point de vue toxicologique et hygiénique, ils sont absolument comparables à la cochenille et autres colorants naturels qui n'ont jamais été regardés comme nuisibles.

Ces faits sont prouvés par l'expérience sur les animaux et sur l'homme lui-même, par les observations journalières dans les usines sur les ouvriers, par l'absence d'accidents même chez les consommateurs de vins colorés par ces matières. Et ce sont des milliers d'hectolitres qui ont dû être consommés et qui ont dû échapper à la justice, de l'aveu même du Parquet de Lyon.

3° Un vin de raisins secs coloré par ces produits est *nuisible négativement*, comme nous l'avons déclaré si souvent devant le Tribunal, s'il est vendu comme crû naturel dont le nom même et le prix promettent des qualités toniques et alimentaires précieuses.

Nous comparons cette fraude à la substitution de la margarine au beurre laquelle a une valeur nutritive moindre.

4° Pour donner une idée de l'action de ces colorants, nous les avons comparés avec les sels de potasse renfermés normalement dans le vin et dans le bouillon. Or, les sels de potasse sont beaucoup plus toxiques que ces colorants. Utiles à petites doses, ils sont nuisibles à doses élevées, tandis que les colorants incriminés sont inertes et inoffensifs aux mêmes doses comparatives.

5° Ces conclusions, basées sur l'expérience, ont reçu l'approbation des sommités scientifiqnes de France, d'Allemagne, de Suisse. Nous aurions pu faire appel à la bonne foi scientifique et à la science de bien d'autres.

A Paris M. A. Gautier, professeur de chimie à la Faculté de médecine de Paris, membre de l'Académie de médecine et du comité consultatif de l'hygiène en France, M. Riche, professeur de chimie à l'Ecole supérieure de pharmacie de Paris membre de l'Académie de médecine et du Comité consultatif d'hygiène.

A Lyon, nos savants collègues les professeurs Lépine, correspondant de l'Institut, M. le professeur Arloing, directeur de l'Ecole vétérinaire.

A Berlin, les éminents professeurs Hofmann et Virchow, qui doivent être considérés comme deux des lumières scientifiques du siècle, à Genève, le savant professeur Graebe, l'auteur de si beaux travaux sur les matières colorantes de la houille et le docteur Vincent, directeur du service de santé, tous ont donné leur approbation écrite à nos conclusions scientifiques sur l'innocuité de ces colorants.

Ce sont des vérités que tout homme de science doit proclamer aujourd'hui. Et les arrêts d'interdiction qui ont encore force de loi en France seront prochainement levés devant les décisions de la physiologie par la coloration des aliments de fantaisie, bonbons, liqueurs, etc.

6° Ces colorants sont des produits commerciaux courants, connus de tous le monde, faciles à se procurer tout comme des colorants végétaux baies de myrtille et autres vendus publiquement sur les marchés.

D'autre part, ils sont tellement faciles à reconnaître dans les vins qu'on ne peut accuser la maison la *B anilin et Soda Fabrik* d'avoir fait œuvre de sagacité raffinée ou de complicité savante en fournissant des matières dont elle n'avait pas d'ailleurs à régler l'emploi.

7° *La couleur incriminée que l'expert de l'accusation prétend être quadricolore n'a pas été fabriquée dans le but spécial de colorer les vins. J'affirme que c'est là un mélange de produits similaires comme nature chimique, que l'on emploie couramment pour la teinture de la soie ou de la laine.*

D'ailleurs — l'expert de l'accusation l'a reconnu lui-même (voir son rapport) — ce mélange n'est pas le mélange verdissant préparé spécialement pour les vins, mélange qui a été si souvent incriminé devant les tribunaux.

8° Nous sommes d'avis comme hygiénistes qu'il faut frapper la fraude énergiquement, mais en laissant au fraudeur toute la responsabilité de ses actes. L'hygiène ne peut réclamer que les droguistes et les fabricants de produits chimiques vendant des matières premières soient frappés.

Les fraudeurs ajoutent aux vins de de l'alun, de l'acide tartrique, de la glycérine, du tannin, etc. pris chez tous les droguistes. Ceux-ci sont-ils responsables de ces fraudes?

L'hygiène ne peut demander d'apporter des entraves à la liberté commerciale.

9° On a accusé notre manière de voir sur l'innocuité de ces colorants comme dangereuse, en ce sens qu'elle favoriserait la fraude.

Cette opinion est pour le moins singulière. On doit à la justice comme à la science toute la vérité et rien que la vérité.

Ce n'est pas en disant, par exemple, que la margarine est nuisible à la santé qu'on arrêtera la fraude du beurre? Inversement a-t-on favorisé la fabrication des vins cochenillés en disant que la cochenille n'est pas nuisible?

Cette tromperie scientifique n'est profitable à personne. Elle nuit à la considération de l'homme de science d'abord, qui doit être l'esclave des faits démontrés et non des préjugés et des conventions. Elle risque ensuite d'égarer la justice sur la véritable responsabilité des coupables.

10° C'est sous l'empire de ces scrupules que depuis deux ans nous avons entrepris des recherches pour éclairer la justice.

Au début, consulté par les tribunaux, nous avons dû laisser voir notre embarras pour formuler une opinion précise sur la nocuité ou l'innocuité de ces matières, l'expérimentation toxicologique étant encore muette sur l'action de ces colorants. Nous nous sommes même laissé aller à partager les appréhensions des hygiénistes, qui regardaient ces colorants nouveaux comme suspects et dangereux.

Nous nous sommes mis à l'œuvre dans l'intérêt de la justice et de la vérité et nous sommes arrivés à des résultats qui paraissent fixer désormais la science sur la place qu'il faut accorder à ces matières dans la série toxicologique.

La collaboration, puis l'approbation de deux de nos collègues les plus compétents de notre Faculté, de deux éminents savants du comité consultatif d'hygiène de France, et des lumières scientifiques d'Allemagne et de la Suisse, donnent aux faits que nous avons prouvés une sanction qui nous semble dès lors à l'abri de toute controverse.

Dr P. CAZENEUVE,

Professeur de chimie et toxicologie à la Faculté mixte de médecine et de pharmacie de Lyon, membre correspondant de l'Académie de médecine et de la Société de biologie.

TABLE DES MATIÈRES

www.ingramcontent.com/pod-product-compliance
Ingram Content Group UK Ltd.
Pitfield, Milton Keynes, MK11 3LW, UK
UKHW020601180726
13838UKWH00001B/366